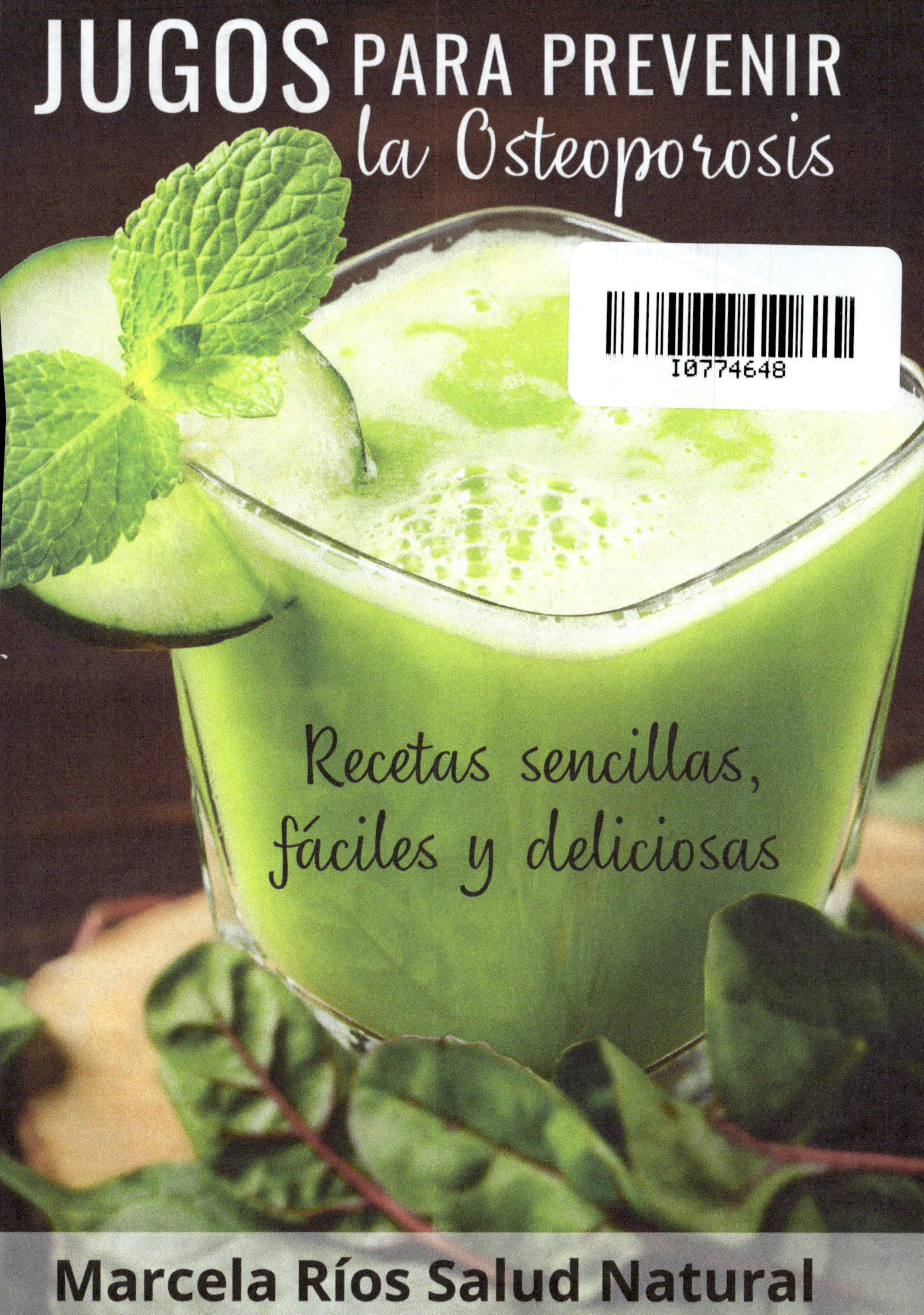

JUGOS PARA PREVENIR
la Osteoporosis
Recetas sencillas,
fáciles y deliciosas
Marcela Ríos Salud Natural

JUGOS PARA PREVENIR
la Osteoporosis

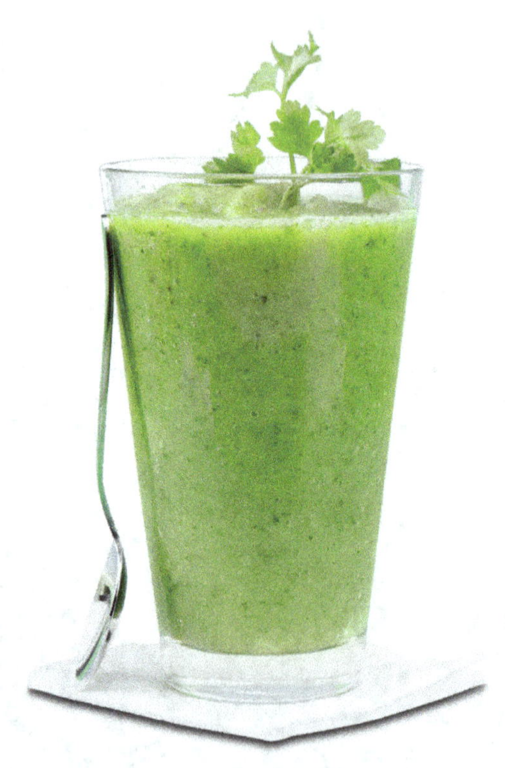

Marcela Ríos Salud Natural

El jugo de brócoli es una excelente fuente de nutrientes esenciales para la salud ósea, ya que contienen altos niveles de calcio, vitamina K y magnesio. Estos nutrientes son fundamentales para mantener la fortaleza y la salud de los huesos, ayudando a prevenir enfermedades como la osteoporosis. Además, el brócoli, uno de los ingredientes comunes en los jugos verdes, también aporta propiedades antiinflamatorias gracias a su contenido de antioxidantes, como la vitamina C y los flavonoides.

Estos antioxidantes presentes en el brócoli ayudan a combatir la inflamación en el cuerpo, lo que puede contribuir a reducir el riesgo de enfermedades crónicas.

Además, se ha demostrado que los compuestos antiinflamatorios presentes en los jugos verdes pueden ayudar a aliviar la inflamación, lo que puede ser especialmente beneficioso para aquellas personas que sufren de condiciones inflamatorias crónicas, como la artritis.

Los jugos verdes son una excelente opción para obtener una dosis concentrada de nutrientes esenciales para la salud ósea y para beneficiarse de las propiedades antiinflamatorias que ofrecen. Incorporarlos en la dieta de manera regular puede contribuir a mantener un estado de salud óptimo y a reducir el riesgo de enfermedades crónicas.

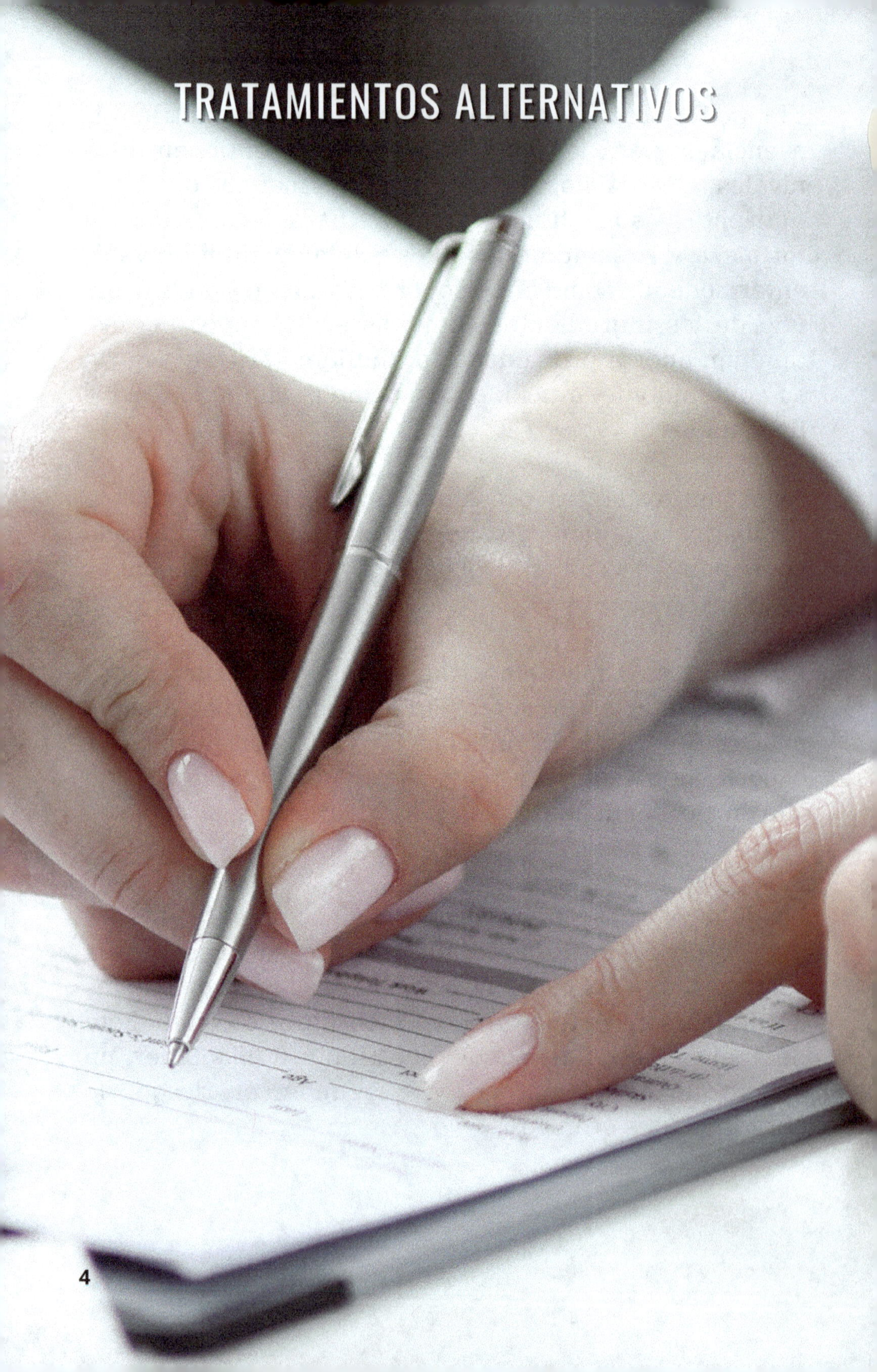

TRATAMIENTOS ALTERNATIVOS

TRATAMIENTOS ALTERNATIVOS

Es importante destacar que antes de iniciar cualquier medicina alternativa o terapia, es fundamental informar a tu médico, ya que puede haber interacciones con los medicamentos que estés tomando.

Tu médico podrá ayudarte a coordinar un plan de tratamiento que se ajuste a tus necesidades específicas.

Aunque se requiere de más investigación científica en este ámbito, se cree que algunas hierbas y suplementos podrían tener el potencial de reducir o detener la pérdida ósea asociada con la osteoporosis.

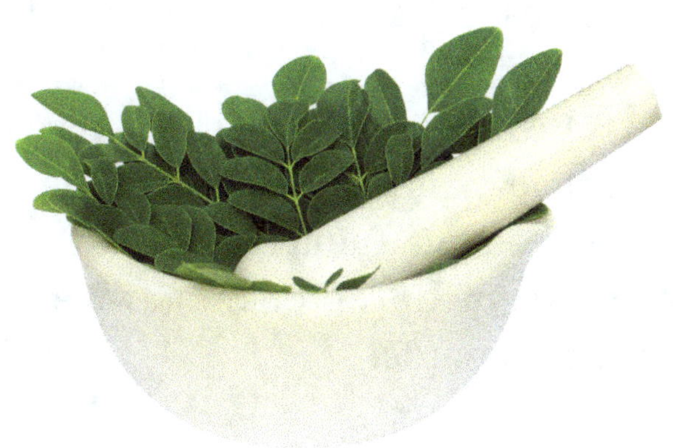

TERAPIAS ALTERNATIVAS PARA AYUDAR A PREVENIR LA OSTEOPOROSIS

Algunas de las terapias alternativas más comunes para prevenir la osteoporosis incluyen el uso de hierbas y suplementos. Aunque se necesita más investigación científica para respaldar su eficacia, se cree que ciertas hierbas y suplementos pueden ayudar a reducir o incluso detener la pérdida ósea causada por la osteoporosis. Algunos ejemplos de hierbas y suplementos que se han estudiado en relación con la salud ósea incluyen:

1. Calcio: El calcio es un mineral esencial para la salud ósea. Se encuentra en alimentos como los productos lácteos, las verduras de hoja verde y los frutos secos. También está disponible en forma de suplemento. Se ha demostrado que el calcio ayuda a fortalecer los huesos y a prevenir la pérdida ósea.

2. Vitamina D: La vitamina D es necesaria para absorber el calcio y mantener los huesos fuertes. La exposición al sol es una fuente natural de vitamina D, pero también se puede obtener a través de ciertos alimentos y suplementos.

3. Magnesio: El magnesio es otro mineral importante para la salud ósea. Se encuentra en alimentos como las nueces, las semillas y los vegetales de hoja verde. Algunas investigaciones sugieren que el magnesio puede desempeñar un papel en la prevención de la osteoporosis.

4. Vitamina K: La vitamina K es necesaria para la formación de proteínas que ayudan a mantener los huesos fuertes. Se encuentra en alimentos como las verduras de hoja verde, el brócoli y el repollo. Algunos estudios han sugerido que la vitamina K puede ayudar a prevenir la pérdida ósea.

Además de estos nutrientes, existen varias hierbas que se han utilizado tradicionalmente en la medicina alternativa para promover la salud ósea. Algunas de estas hierbas incluyen el té verde, el ginseng, el trébol rojo y el regaliz.

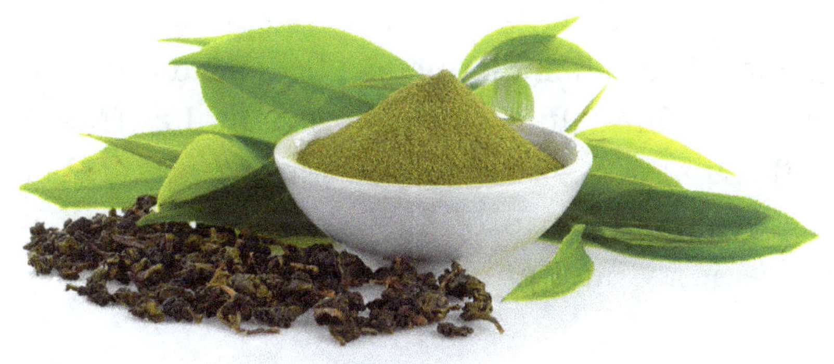

PLANTAS MEDICINALES PARA PREVENIR LA OSTEOPOROSIS

Las plantas medicinales han sido utilizadas durante siglos en diferentes culturas para tratar y prevenir una variedad de enfermedades. En el caso de la osteoporosis, una condición que debilita los huesos y aumenta el riesgo de fracturas, algunas hierbas han demostrado tener propiedades beneficiosas para la salud ósea.

Una de las plantas medicinales más conocidas por sus efectos en la prevención de la osteoporosis es el trébol rojo (Trifolium pratense). Esta planta contiene fitoestrógenos, compuestos que imitan la acción del estrógeno en el cuerpo. El estrógeno es una hormona importante para la salud ósea, y su disminución en las mujeres posmenopáusicas es un factor de riesgo para la osteoporosis. Los fitoestrógenos del trébol rojo pueden ayudar a compensar esta pérdida hormonal y mantener la densidad ósea.

Otra planta medicinal que se ha estudiado por sus efectos en la salud ósea es la alfalfa (Medicago sativa). La alfalfa es rica en minerales como el calcio, el magnesio y el fósforo, que son fundamentales para la formación y mantenimiento de los huesos.

El té de ortiga (Urtica dioica) es otra hierba que puede ser beneficiosa para prevenir la osteoporosis. La ortiga es rica en calcio, magnesio y otros minerales importantes para la salud ósea. También contiene vitamina K, así como silicio, un mineral que desempeña un papel en la formación del colágeno, una proteína esencial para la estructura ósea.

El uso de estas plantas medicinales para prevenir la osteoporosis puede ser complementario a otras medidas de prevención, como una dieta rica en calcio y vitamina D, así como la práctica regular de ejercicio físico. Sin embargo, es importante tener en cuenta que antes de incorporar cualquier hierba medicinal a la rutina diaria, se debe consultar con un profesional de la salud, especialmente si se están tomando otros medicamentos o si se tienen condiciones médicas preexistentes.

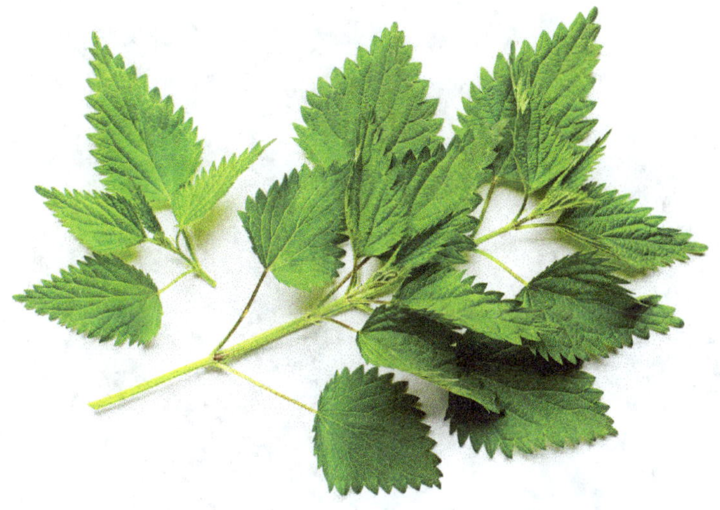

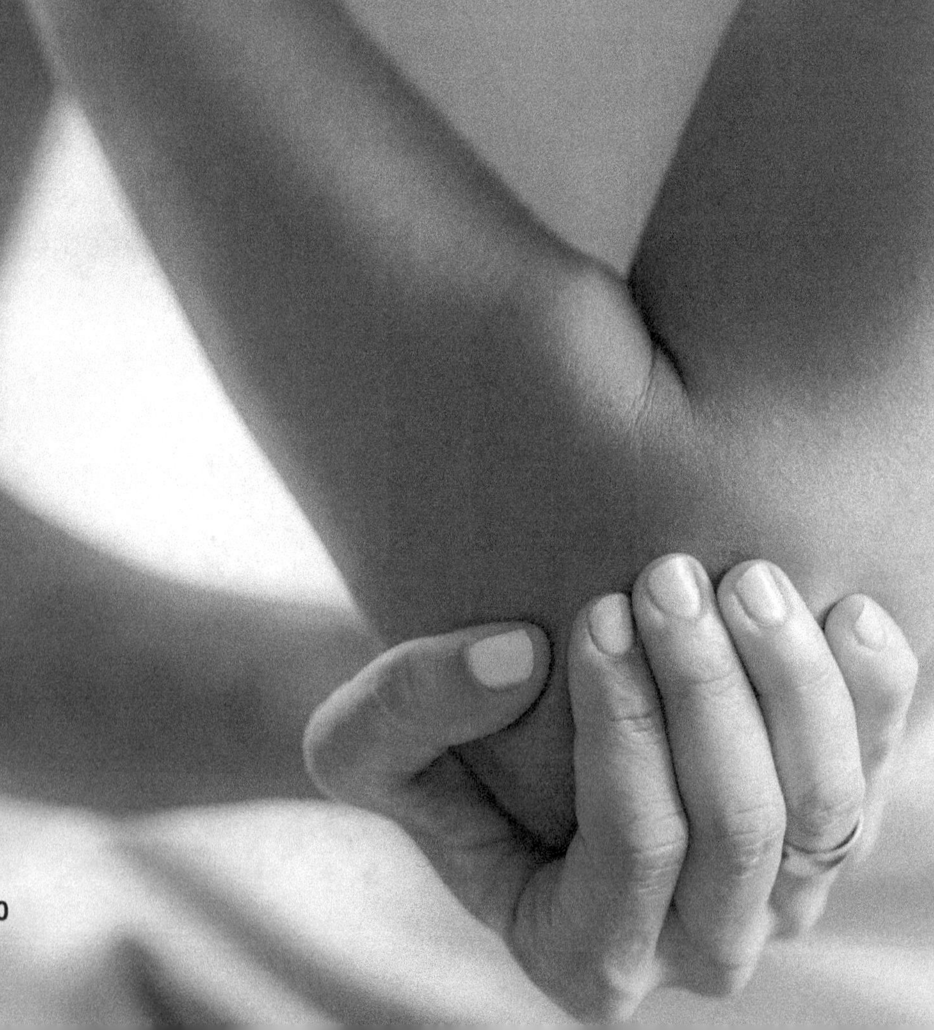

LA OSTEOPOROSIS SE PUEDE PREVENIR.

La prevención de la osteoporosis comienza desde temprana edad, con la adopción de hábitos de vida saludables que promuevan la salud ósea. Una alimentación equilibrada rica en calcio y vitamina D es fundamental para fortalecer los huesos y prevenir la pérdida de masa ósea

LA OSTEOPOROSIS SE PUEDE PREVENIR.

La prevención de la osteoporosis comienza desde temprana edad, con la adopción de hábitos de vida saludables que promuevan la salud ósea. Una alimentación equilibrada rica en calcio y vitamina D es fundamental para fortalecer los huesos y prevenir la pérdida de masa ósea. Los lácteos, las verduras de hoja verde, los frutos secos y los pescados grasos son fuentes importantes de estos nutrientes.

Además de una alimentación adecuada, la práctica regular de ejercicio físico es clave para prevenir la osteoporosis. El ejercicio de carga, como caminar, correr, levantar pesas o practicar deportes que impliquen impacto, ayuda a fortalecer los huesos y a mantener su densidad. Asimismo, el ejercicio de equilibrio y flexibilidad contribuye a prevenir caídas y, por lo tanto, fracturas.

Evitar el consumo de tabaco y alcohol también es importante para prevenir la osteoporosis. El tabaco afecta la absorción de calcio y reduce la densidad ósea, mientras que el consumo excesivo de alcohol puede interferir en el metabolismo del calcio y aumentar el riesgo de caídas.

Además de estos hábitos saludables, es fundamental realizar controles médicos periódicos para evaluar la salud ósea y detectar posibles signos de osteoporosis. En caso de ser necesario, el médico puede recomendar la realización de una densitometría ósea para medir la densidad mineral ósea y evaluar el riesgo de fracturas.

La osteoporosis es una enfermedad prevenible con hábitos saludables que promuevan la salud ósea a lo largo de toda la vida.

Una alimentación equilibrada, la práctica regular de ejercicio físico, la evitación del tabaco y el alcohol, y los controles médicos periódicos son fundamentales para prevenir esta enfermedad.

Adoptar un estilo de vida saludable desde temprana edad es la mejor estrategia para mantener unos huesos fuertes y prevenir la osteoporosis.

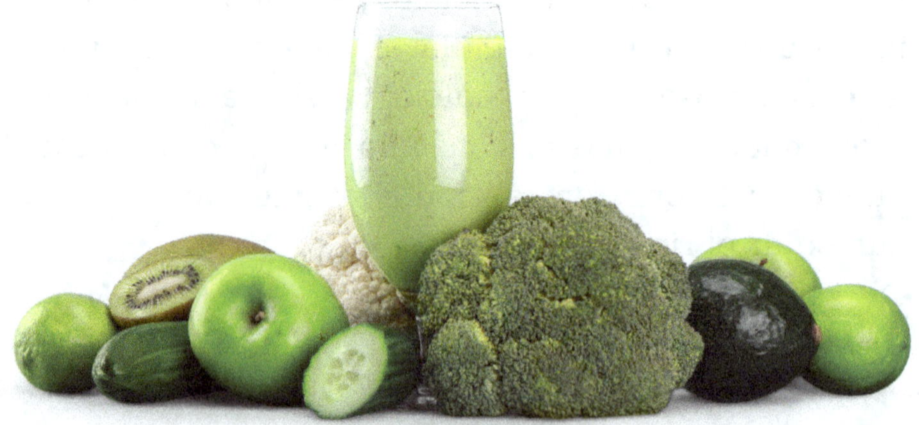

La salud ósea es un aspecto fundamental para el bienestar general de las personas. Mantener huesos fuertes y saludables a lo largo de la vida es crucial para prevenir enfermedades como la osteoporosis y reducir el riesgo de fracturas. Por ello, es importante llevar a cabo medidas preventivas desde temprana edad, así como adoptar hábitos saludables a lo largo de la vida.

Existen diversas acciones que pueden contribuir significativamente al fortalecimiento de los huesos. Entre ellas, se encuentran:

1. Realizar ejercicio regularmente: La actividad física es fundamental para fortalecer los huesos. En particular, las actividades que implican el peso corporal, como caminar, correr o levantar pesas, son especialmente beneficiosas en este sentido. Estos ejercicios ayudan a estimular la formación de hueso nuevo y a mantener la densidad ósea.

2. Evitar el tabaquismo: El tabaquismo está asociado con una disminución en la densidad ósea, lo que aumenta el riesgo de fracturas y enfermedades óseas. Por lo tanto, evitar el consumo de tabaco es crucial para mantener huesos fuertes y saludables.

REALIZAR EJERCICIO REGULARMENTE

La actividad física es fundamental para fortalecer los huesos. En particular, las actividades que implican el peso corporal, como caminar, correr o levantar pesas, son especialmente beneficiosas en este sentido.

Estos ejercicios ayudan a estimular la formación de hueso nuevo y a mantener la densidad ósea.

3. Moderar el consumo de alcohol: El consumo excesivo de alcohol puede afectar negativamente la salud ósea. Se ha demostrado que el consumo excesivo de alcohol puede interferir con la absorción de calcio y otros nutrientes necesarios para la salud ósea. Por lo tanto, es importante moderar el consumo de alcohol para preservar la salud ósea.

4. Realizar chequeos médicos periódicos: Es fundamental realizar chequeos médicos periódicos para evaluar la salud ósea y recibir recomendaciones específicas para su cuidado. Los profesionales de la salud pueden realizar pruebas de densidad ósea y proporcionar orientación sobre la ingesta adecuada de calcio, vitamina D y otros nutrientes esenciales para la salud ósea.

Además de estas medidas, adoptar hábitos saludables desde temprana edad puede contribuir significativamente a reducir el riesgo de padecer debilidad ósea en el futuro. Una alimentación equilibrada, rica en calcio, vitamina D y otros nutrientes esenciales para la salud ósea, es fundamental desde la infancia hasta la edad adulta. Asimismo, fomentar la actividad física desde temprana edad puede sentar las bases para un estilo de vida activo y saludable a lo largo de la vida.

Los jugos son una excelente forma de obtener nutrientes esenciales para la salud ósea, ya que contienen una variedad de vitaminas, minerales y compuestos bioactivos que pueden contribuir a la prevención de la osteoporosis. Algunos de los beneficios específicos de los jugos para prevenir la osteoporosis incluyen:

1. Aporte de calcio: Muchos jugos, especialmente los elaborados a base de vegetales de hoja verde, son ricos en calcio, un mineral fundamental para la salud ósea. El consumo regular de jugos ricos en calcio puede ayudar a fortalecer los huesos y prevenir la pérdida de densidad ósea.

2. Contenido de vitamina K: La vitamina K es esencial para la formación y reparación del tejido óseo. Algunos jugos, como el jugo de col rizada o el jugo de espinacas, son excelentes fuentes de vitamina K, lo que los convierte en aliados importantes en la prevención de la osteoporosis.

3. Antioxidantes: Muchos jugos contienen altos niveles de antioxidantes, como las vitaminas C y E, que pueden ayudar a proteger los huesos del daño causado por los radicales libres. Esto es importante porque el estrés oxidativo puede contribuir al deterioro del tejido óseo.

4. Reducción de la inflamación: Algunos ingredientes comunes en los jugos, como el jengibre o la cúrcuma, tienen propiedades antiinflamatorias que pueden ayudar a reducir la inflamación en el cuerpo, incluyendo la inflamación asociada con la osteoporosis.

5. Mejora de la absorción de nutrientes: El consumo de jugos saludables puede ayudar a mejorar la absorción de nutrientes esenciales para la salud ósea, como el calcio, el magnesio y la vitamina D, lo que puede contribuir a la prevención de la osteoporosis.

Es importante tener en cuenta que, si bien los jugos pueden ofrecer beneficios significativos para la salud ósea, no deben considerarse como un sustituto de una dieta equilibrada y variada que incluya otros alimentos ricos en nutrientes esenciales para la salud ósea. Además, es fundamental consultar con un profesional de la salud antes de realizar cambios significativos en la dieta, especialmente si se tienen condiciones médicas preexistentes.

Los jugos saludables pueden ser una opción valiosa y una estrategia integral para prevenir la osteoporosis. Al incluir una variedad de jugos ricos en nutrientes esenciales para la salud ósea, es posible fortalecer los huesos, reducir el riesgo de fracturas y promover una mejor calidad de vida.

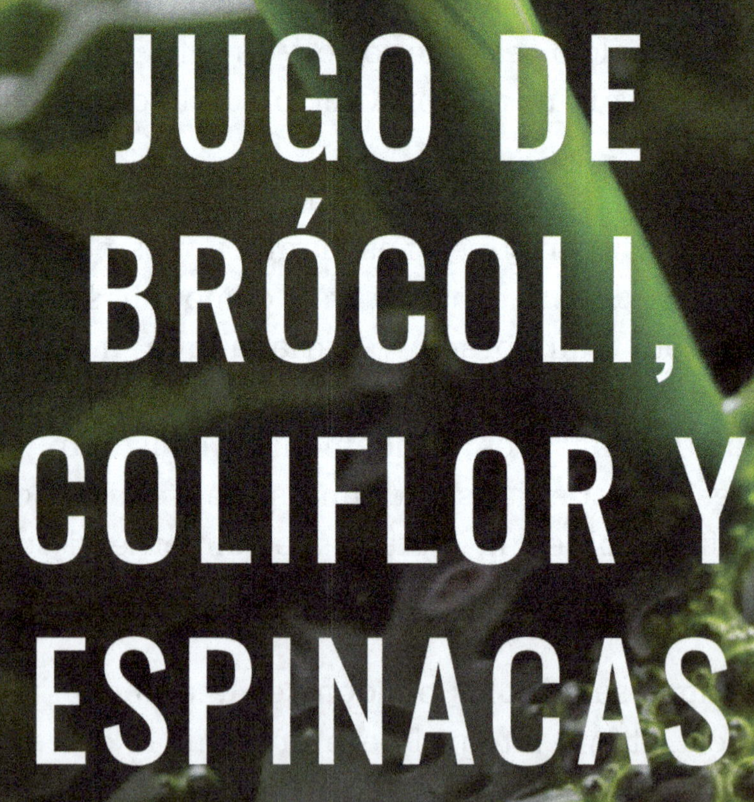

JUGO DE BRÓCOLI, COLIFLOR Y ESPINACAS

JUGO DE BRÓCOLI, COLIFLOR Y ESPINACAS

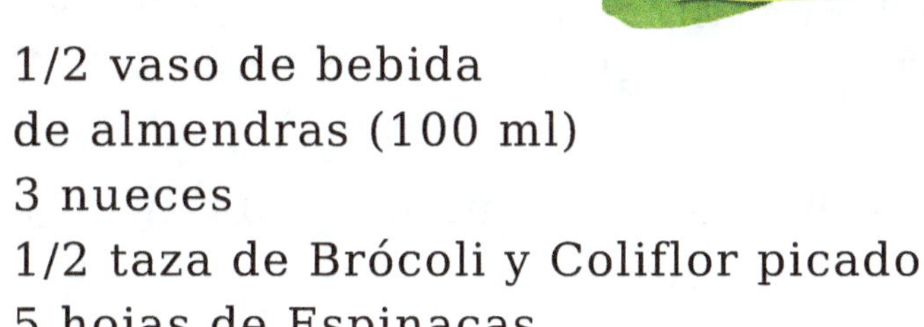

INGREDIENTES

1/2 vaso de bebida
de almendras (100 ml)
3 nueces
1/2 taza de Brócoli y Coliflor picado.
5 hojas de Espinacas
1 cucharada de miel (25 g)

El brócoli y la coliflor hemos decidido incluirlas porque además de ser ricas en calcio, son antiinflamatorias.

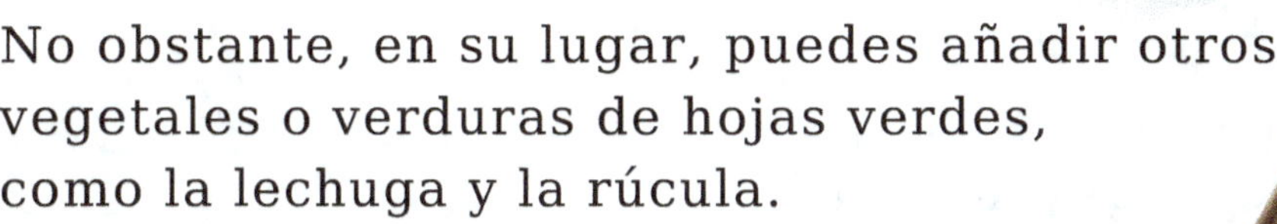

No obstante, en su lugar, puedes añadir otros vegetales o verduras de hojas verdes, como la lechuga y la rúcula.

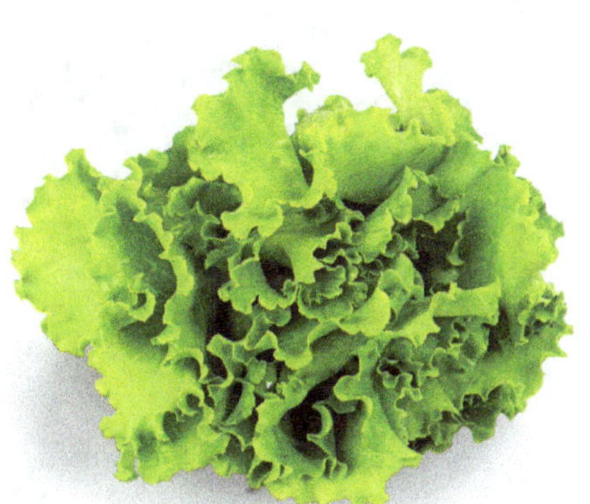

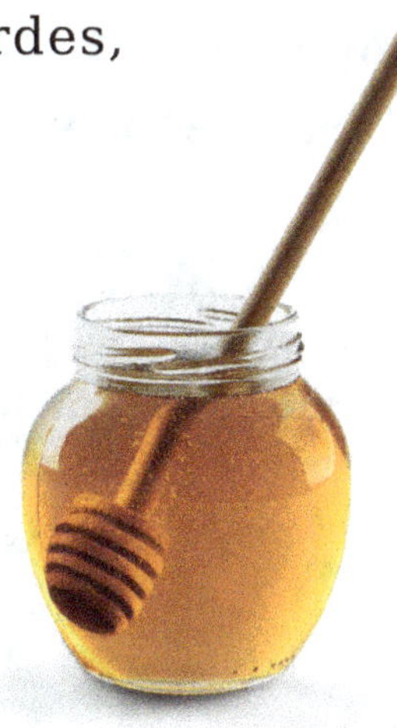

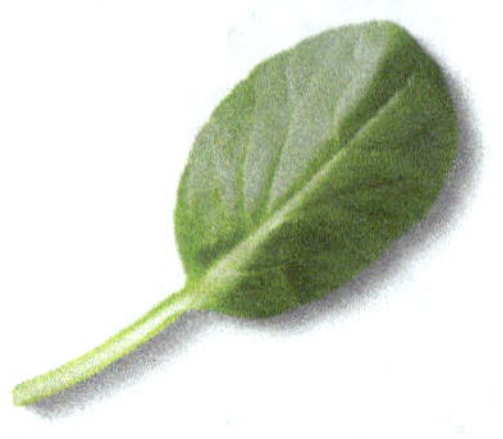

PREPARACIÓN

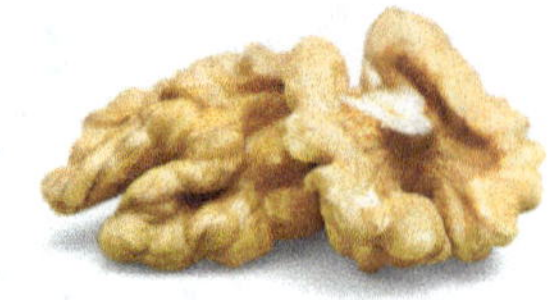

Lo primero que haremos será lavar el brócoli y la coliflor, las espinacas y retirar la cáscara de las nueces.

Llevar a la batidora, junto con el vaso de leche de almendras, las nueces y la miel de abejas.

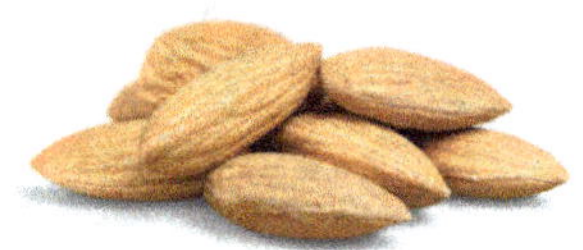

Licuar bien durante unos segundos y obtener una bebida homogénea.

Tomar este jugo siempre por las mañanas y, a ser posible, recién hecho.

No dudes en complementar tu dieta con frutas, verduras frescas, frutos secos y gelatina.

Tomar por 3 a 6 meses. Hasta ver resultados.

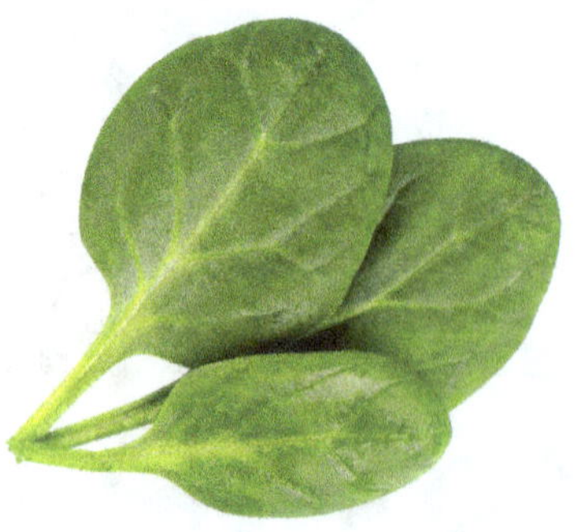

JUGOS PARA PROMOVER LA SALUD ÓSEA

La osteoporosis es una enfermedad que afecta la densidad y calidad de los huesos, volviéndose frágiles y propensos a fracturas. Aunque existen diversos factores que pueden influir en su desarrollo, como la genética, la edad y el sexo, la dieta desempeña un papel fundamental en la prevención de esta enfermedad. En este sentido, los jugos naturales pueden ser una excelente opción para fortalecer los huesos y prevenir la osteoporosis.

A la hora de elegir los mejores jugos para prevenir la osteoporosis, es importante tener en cuenta aquellos que sean ricos en nutrientes esenciales para la salud ósea. A continuación, mencionaremos algunos de los jugos más recomendados para este fin:

1. Jugo de naranja: La naranja es una excelente fuente de vitamina C, la cual es fundamental para la formación del colágeno, una proteína esencial para la salud de los huesos. Es un poderoso antioxidante que contribuye a fortalecer el sistema inmunológico.

2. Jugo de zanahoria: Las zanahorias son ricas en betacaroteno, un antioxidante que se convierte en vitamina A en el organismo. La vitamina A es importante para el mantenimiento de la densidad ósea y ayuda a prevenir la pérdida de masa ósea.

3. Jugo de espinaca: La espinaca es una excelente fuente de vitamina K, un nutriente que desempeña un papel crucial en la mineralización ósea. La vitamina K ayuda a fijar el calcio en los huesos, fortaleciendo y reduciendo el riesgo de fracturas.

4. Jugo de remolacha: La remolacha es rica en ácido fólico, un nutriente que contribuye a la formación de glóbulos rojos y al mantenimiento de la salud ósea. Además, la remolacha también aporta magnesio, un mineral necesario para la absorción y utilización del calcio en el organismo.

5. Jugo de piña: La piña es una fruta rica en bromelina, una enzima que puede ayudar a reducir la inflamación y el dolor asociados con la osteoporosis. Además, la piña también aporta manganeso, un mineral que desempeña un papel importante en la formación del tejido óseo.

Es importante tener en cuenta que estos jugos deben formar parte de una dieta equilibrada, que incluya también otras fuentes de calcio, como los lácteos, los vegetales de hoja verde, las legumbres y los frutos secos. Asimismo, es fundamental llevar un estilo de vida activo, que incluya la práctica regular de ejercicio físico, para mantener unos huesos fuertes y sanos.

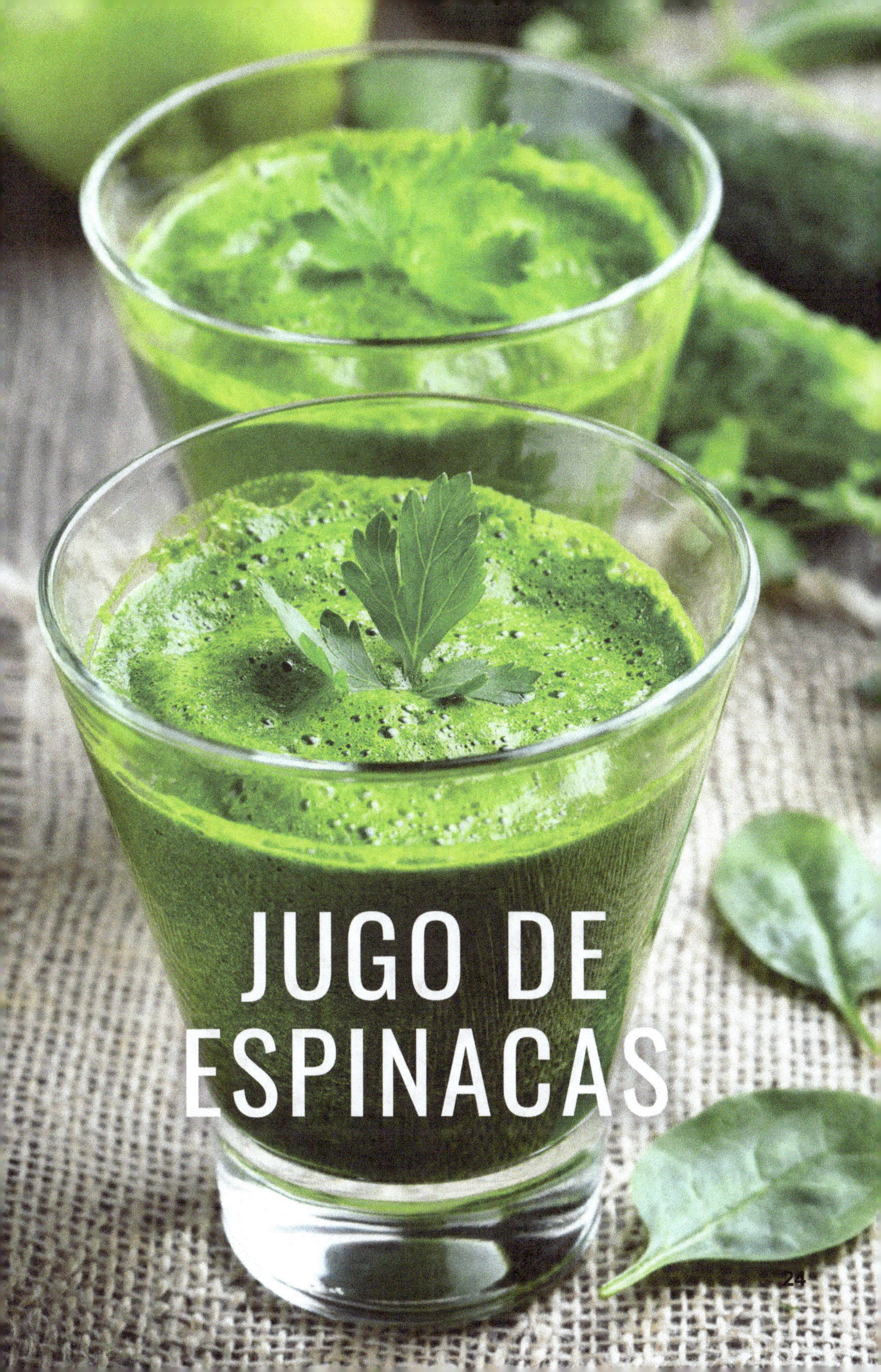

JUGO DE
ESPINACAS

JUGOS PARA MANTENER LOS HUESOS FUERTES Y SANOS

Para preparar un jugo de espinacas con leche de almendras y miel, para prevenir la osteoporosis y fortalecer los huesos, sigue estos pasos:

Ingredientes:
- 2 tazas de espinacas frescas
- 1 taza de leche de almendras
- 1 cucharada de miel
- 1/4 taza de almendras

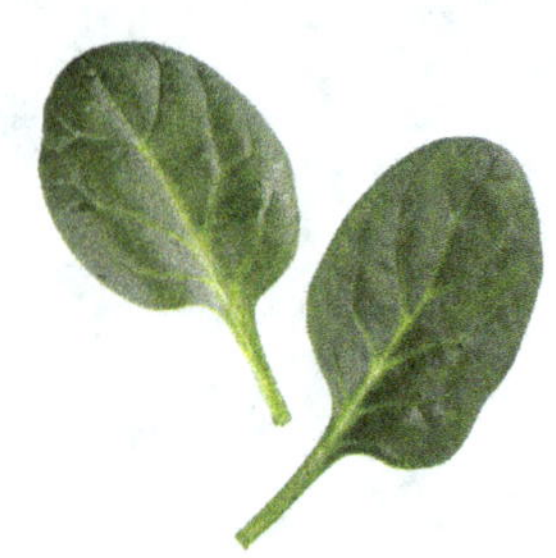

Instrucciones:
1. Lava bien las espinacas y retira los tallos.
2. Coloca las espinacas en una licuadora junto con la leche de almendras.
3. Agrega la miel y las almendras a la licuadora.
4. Licúa todos los ingredientes hasta obtener una mezcla homogénea.
5. Si lo prefieres, puedes colar el jugo para obtener una textura más suave.
6. Sirve el jugo en un vaso y disfruta.

Este jugo es una excelente opción para prevenir la osteoporosis y fortalecer los huesos, ya que las espinacas son una buena fuente de calcio, vitamina K y magnesio, que son nutrientes esenciales para la salud ósea.

JUGOS PARA MANTENER LOS HUESOS FUERTES Y SANOS

Para preparar un jugo de fresas con leche de almendras y miel, así como frutos secos para prevenir la osteoporosis y fortalecer los huesos, necesitarás los siguientes ingredientes y seguir los pasos indicados:

Ingredientes:
- 1 taza de fresas frescas
- 1 taza de leche de almendras
- 1 cucharada de miel
- 1 puñado de frutos secos (nueces, almendras, avellanas, etc.)

Pasos a seguir:
1. Lava las fresas bajo agua fría para eliminar cualquier suciedad o residuos.
2. Retira el tallo verde de las fresas y córtalas en trozos pequeños.
3. En una licuadora, agrega las fresas cortadas, la leche de almendras y la miel.
4. Licua todos los ingredientes hasta obtener una mezcla homogénea y suave.
5. Vierte el jugo en un vaso grande.
6. Agrega los frutos secos enteros o picados como decoración y para un mayor aporte de nutrientes.

JUGOS PARA MANTENER LOS HUESOS FUERTES Y SANOS

Este jugo es una excelente opción para prevenir la osteoporosis y fortalecer los huesos debido a los siguientes beneficios de sus ingredientes:

- Fresas: Son ricas en vitamina C, que es esencial para la formación de colágeno, un componente clave en la estructura ósea. También contienen manganeso, un mineral importante para la salud ósea.
- Leche de almendras: Es una buena fuente de calcio, vitamina D y magnesio, todos ellos fundamentales para la salud ósea.
- Miel: Contiene antioxidantes y compuestos antiinflamatorios que pueden ayudar a prevenir la pérdida ósea.
- Frutos secos: Son ricos en calcio, magnesio, potasio y otros nutrientes que contribuyen a fortalecer los huesos.

Es importante recordar que el jugo de fresas con leche de almendras y miel, junto con los frutos secos, es una parte complementaria de una dieta balanceada y no debe considerarse como un sustituto de otras prácticas para prevenir la osteoporosis, como el ejercicio regular, el consumo adecuado de otros alimentos ricos en calcio y nutrientes esenciales para la salud ósea.

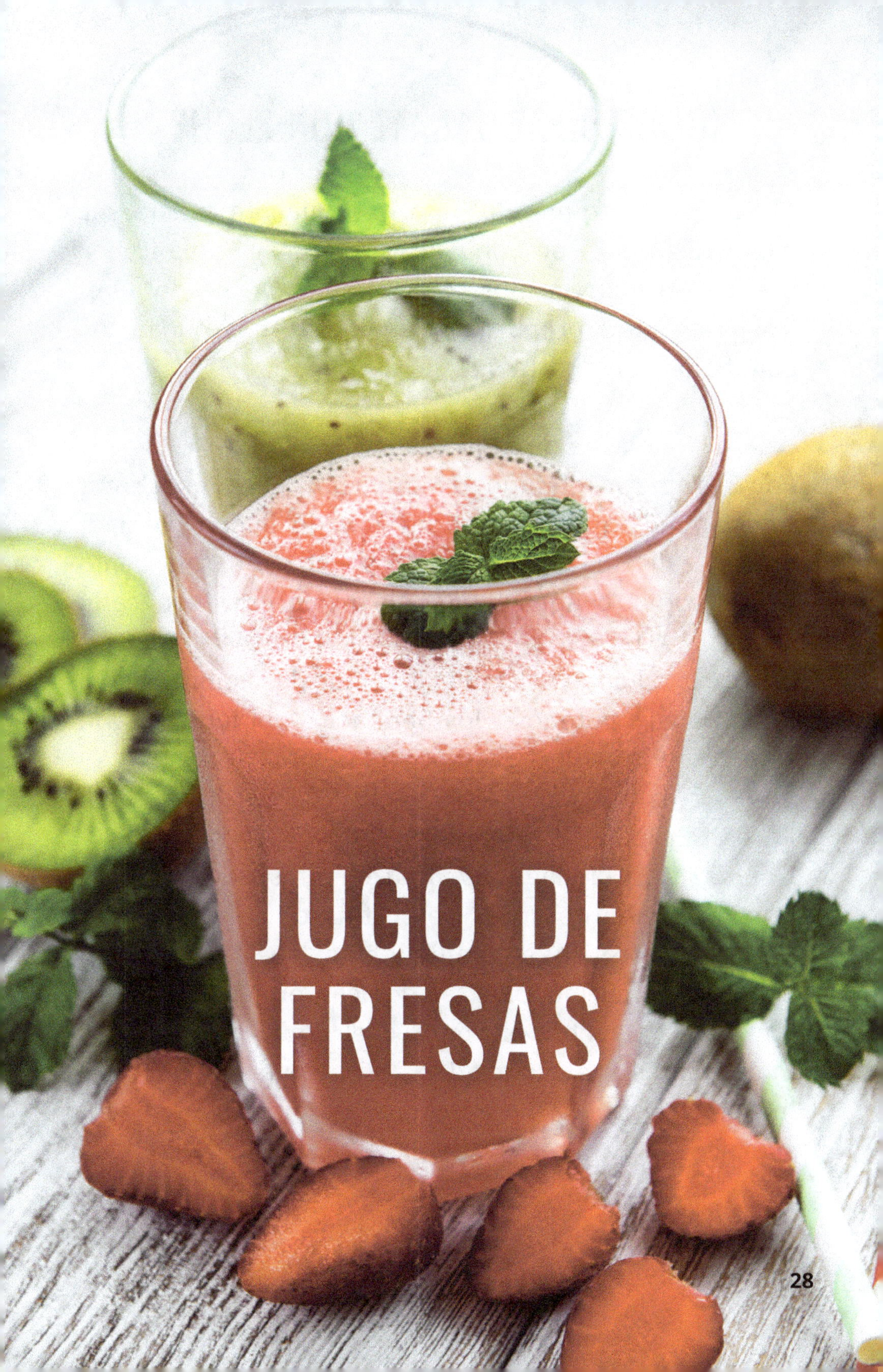

JUGO DE
FRESAS

JUGOS DE AGUACATE CON LECHE

El consumo regular de jugo de aguacate puede ser beneficioso para prevenir la osteoporosis y mantener huesos fuertes y sanos. A continuación, se detallan los pasos para preparar este jugo y se explican los beneficios que aporta a la salud ósea.

Paso 1: Selección de ingredientes
Para preparar el jugo de aguacate, es importante seleccionar aguacates maduros y de buena calidad. Se necesitarán también otros ingredientes como leche, yogur o agua, según la preferencia de cada persona. Además, se pueden añadir otros alimentos ricos en calcio y vitamina D, como la espinaca o el brócoli, para potenciar los beneficios del jugo para la salud ósea.

Paso 2: Preparación del jugo
Una vez seleccionados los ingredientes, se procede a la preparación del jugo. Se cortan los aguacates por la mitad, se retira la semilla y se extrae la pulpa con cuidado. A continuación, se colocan en una licuadora junto con la leche, el yogur o el agua, y los demás ingredientes seleccionados. Se licuan todos los ingredientes hasta obtener una mezcla homogénea y suave.

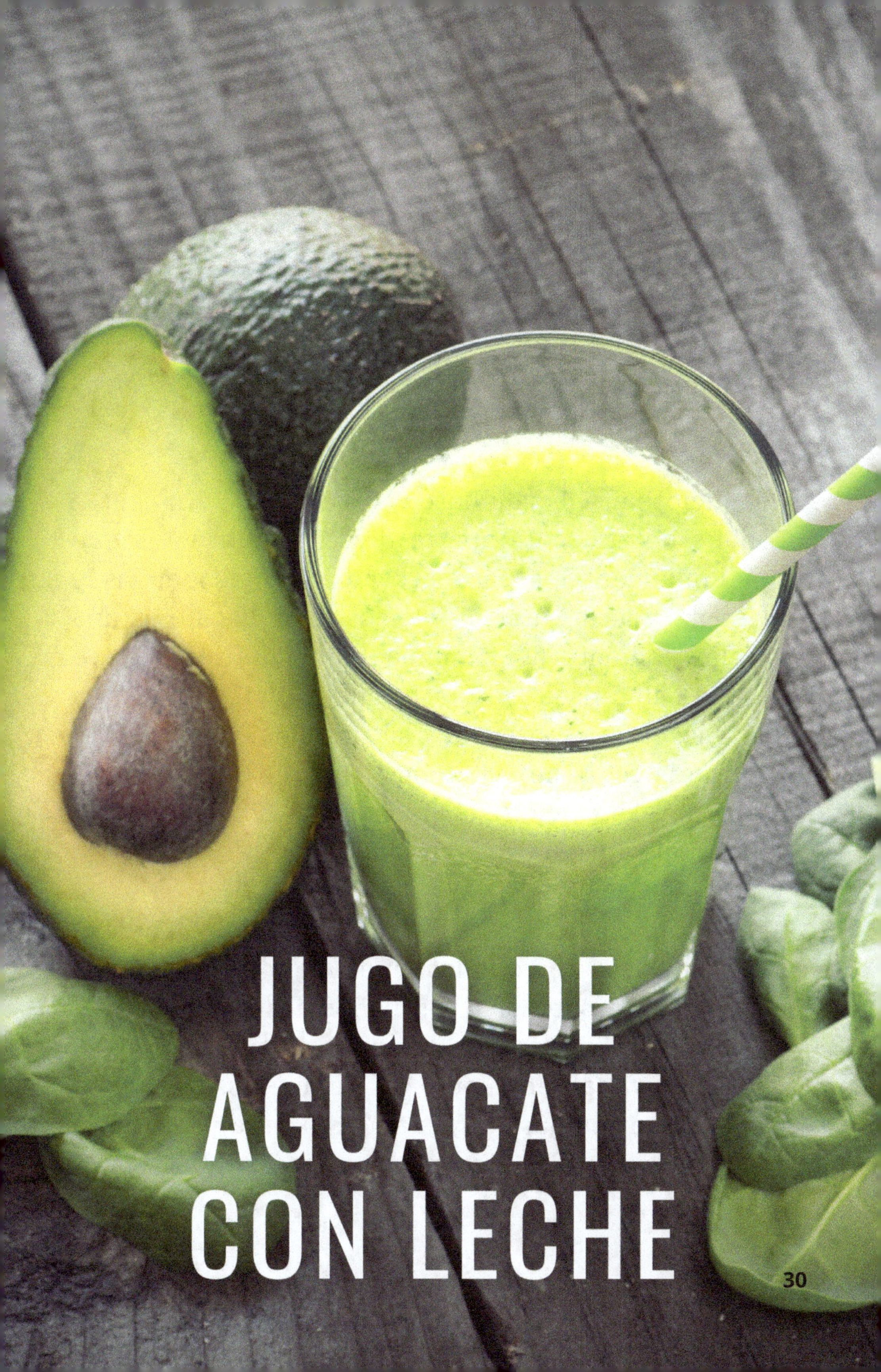

JUGO DE AGUACATE CON LECHE

Paso 3: Consumo regular

Para obtener los beneficios para la salud ósea, es importante consumir el jugo de aguacate de forma regular. Se recomienda incorporarlo como parte de un desayuno equilibrado o como un snack saludable a lo largo del día. Es importante mantener una alimentación variada y equilibrada, que incluya otros alimentos ricos en calcio, vitamina D y otros nutrientes esenciales para la salud ósea.

Beneficios para la salud ósea

El jugo de aguacate aporta diversos nutrientes que son fundamentales para prevenir la osteoporosis y mantener huesos fuertes y sanos. El aguacate es una excelente fuente de vitamina K, un nutriente clave para la salud ósea, ya que ayuda a fijar el calcio en los huesos y a prevenir su pérdida. Además, el aguacate contiene vitamina D, que favorece la absorción del calcio, y magnesio, que contribuye a la formación y fortaleza de los huesos.

Además, al combinar el aguacate con otros alimentos ricos en calcio, como la leche, el yogur, la espinaca o el brócoli, se potencian los beneficios para la salud ósea. El calcio es un mineral esencial para la formación y mantenimiento de los huesos, por lo que su consumo regular es fundamental para prevenir la osteoporosis y otras enfermedades óseas.

JUGO DE ALMENDRAS CON BANANO

El consumo de jugo de frutos secos con leche de almendras y banano es una excelente opción para prevenir la osteoporosis y fortalecer los huesos. La osteoporosis es una enfermedad ósea que se caracteriza por la disminución de la densidad y calidad del hueso, lo que aumenta el riesgo de fracturas. Esta condición afecta a millones de personas en todo el mundo, especialmente a mujeres mayores de 50 años. Por lo tanto, es fundamental adoptar hábitos alimenticios y de estilo de vida que promuevan la salud ósea.

Los frutos secos, como las almendras, nueces, avellanas, entre otros, son una excelente fuente de calcio, magnesio, fósforo y otros minerales esenciales para la salud ósea.

La leche de almendras, por su parte, es una alternativa saludable a la leche de vaca, ya que es rica en calcio y vitamina D, nutrientes fundamentales para la formación y fortalecimiento de los huesos. Por otro lado, el banano es una fruta rica en potasio, un mineral que contribuye a la salud ósea al neutralizar la acidez en el cuerpo y preservar la densidad mineral ósea.

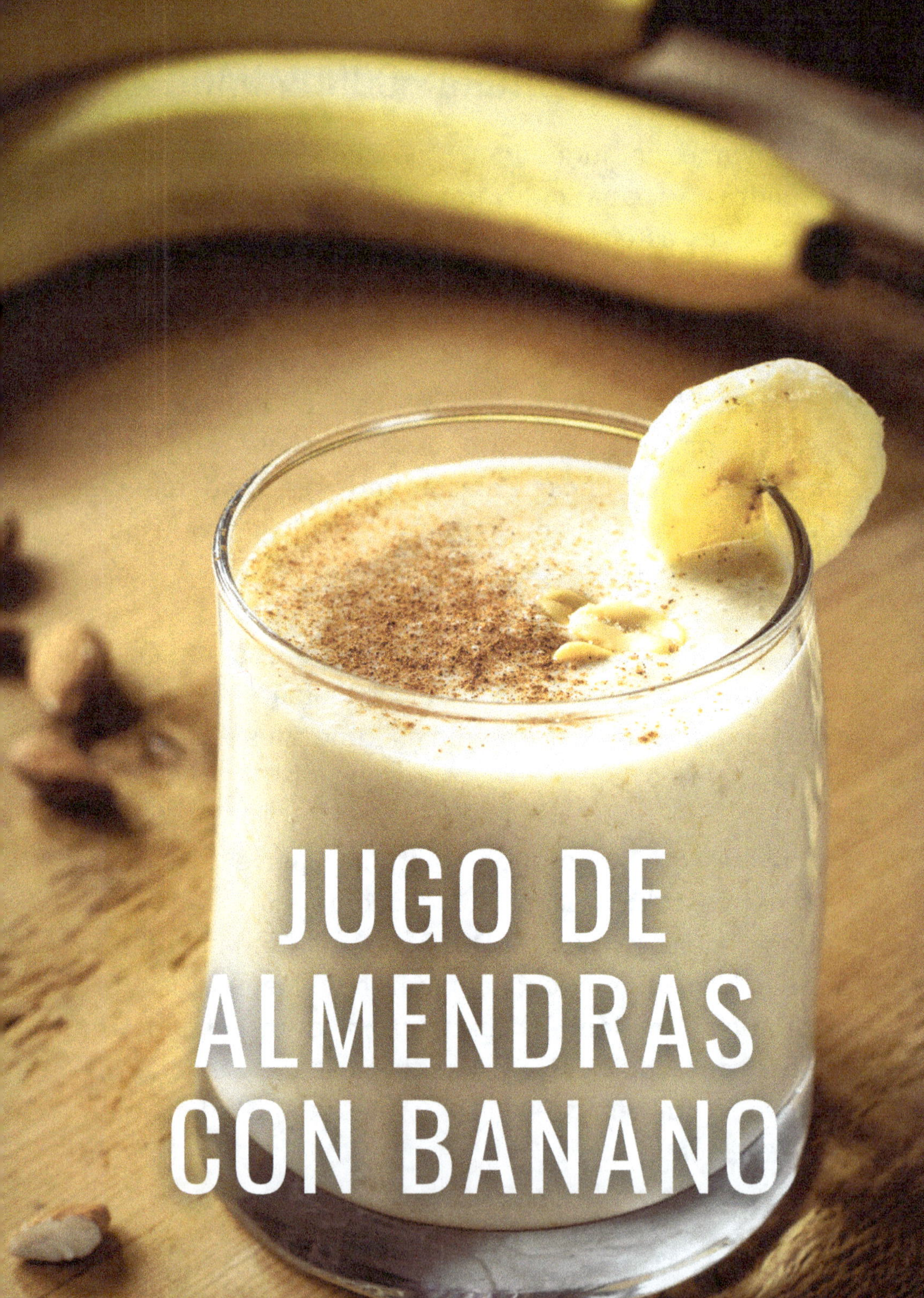

JUGO DE ALMENDRAS CON BANANO

JUGOS CON NUTRIENTES ESENCIALES

El jugo de frutos secos con leche de almendras y banano es una combinación deliciosa y nutritiva que aporta una gran cantidad de nutrientes esenciales para la salud ósea. Algunos de los beneficios de esta bebida incluyen:

1. Aporte de calcio: El calcio es el mineral más abundante en el cuerpo y es fundamental para la formación y mantenimiento de los huesos y dientes. Los frutos secos y la leche de almendras son excelentes fuentes de calcio, lo que ayuda a prevenir la pérdida ósea y fortalecer los huesos.

2. Contenido de magnesio: El magnesio es un mineral que desempeña un papel muy importante en la formación ósea al estimular la actividad de las células responsables de construir hueso nuevo. Los frutos secos son una excelente fuente de magnesio, lo que contribuye a mantener la densidad ósea.

3. Presencia de vitamina D: La vitamina D es fundamental para la absorción del calcio en el organismo, lo que contribuye a la salud ósea. La leche de almendras fortificada con vitamina D proporciona un impulso adicional a la salud ósea.

4. Aporte de potasio: El potasio es un mineral que contrarresta la pérdida de calcio en los huesos, lo que ayuda a prevenir la osteoporosis. El banano es una excelente fuente de potasio, por lo que su inclusión en el jugo fortalece aún más los huesos.

Además de estos beneficios específicos para la salud ósea, el jugo de frutos secos con leche de almendras y banano también proporciona una variedad de otros nutrientes esenciales para el organismo, como proteínas, grasas saludables, fibra, vitaminas y antioxidantes. Estos nutrientes son fundamentales para mantener un sistema óseo fuerte y saludable a lo largo de la vida.

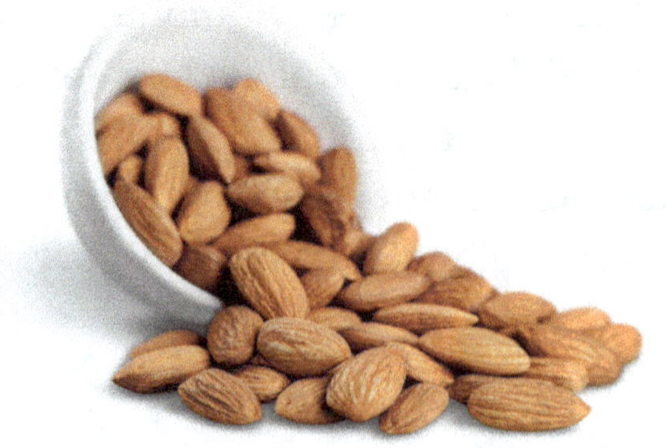

JUGO DE ALMENDRAS CON BANANO

Para prevenir la osteoporosis y fortalecer los huesos, es importante mantener una dieta equilibrada que incluya alimentos ricos en calcio, vitamina D y otros nutrientes esenciales para la salud ósea. Una forma deliciosa y saludable de incorporar estos nutrientes es a través de un jugo de frutos secos con leche de almendras y banano. A continuación, te mostraremos cómo preparar este delicioso y nutritivo jugo paso a paso.

Ingredientes:

- 1 taza de leche de almendras
- 1 banano maduro
- 1/4 taza de frutos secos
(nueces, almendras, avellanas, etc.)
- 1 cucharadita de miel (opcional)

Instrucciones:

Paso 1: Preparar los ingredientes

Comienza reuniendo todos los ingredientes necesarios para preparar el jugo. Asegúrate de que el banano esté maduro para obtener un sabor dulce y una textura suave en el jugo.

Paso 2: Triturar los frutos secos

En una licuadora, agrega los frutos secos y tritúralos hasta obtener una textura fina. Esto ayudará a que los frutos secos se mezclen fácilmente con la leche de almendras y el banano, aportando su contenido de calcio y otros nutrientes esenciales para la salud ósea.

Paso 3: Agregar la leche de almendras y el banano

Una vez que los frutos secos estén bien triturados, añade la taza de leche de almendras y el banano cortado en trozos a la licuadora. La leche de almendras es una excelente fuente de calcio, vitamina D y otros nutrientes que ayudan a fortalecer los huesos, mientras que el banano aporta potasio, otro mineral importante para la salud ósea.

Paso 4: Endulzar al gusto

Si deseas un toque de dulzura adicional, puedes agregar una cucharadita de miel o cualquier edulcorante natural de tu elección. Mezcla todos los ingredientes hasta obtener una consistencia homogénea y suave.

Paso 5: Una vez que el jugo tenga la consistencia y temperatura deseadas, sírvelo en un vaso alto y disfrútalo inmediatamente.

JUGOS PARA FORTALECER LOS HUESOS

Este jugo de frutos secos con leche de almendras y banano no solo es delicioso, sino que también proporciona una poderosa combinación de nutrientes que ayudan a prevenir la osteoporosis y fortalecer los huesos. Incorpora esta receta a tu dieta regularmente para mantener tus huesos sanos y fuertes a lo largo del tiempo.

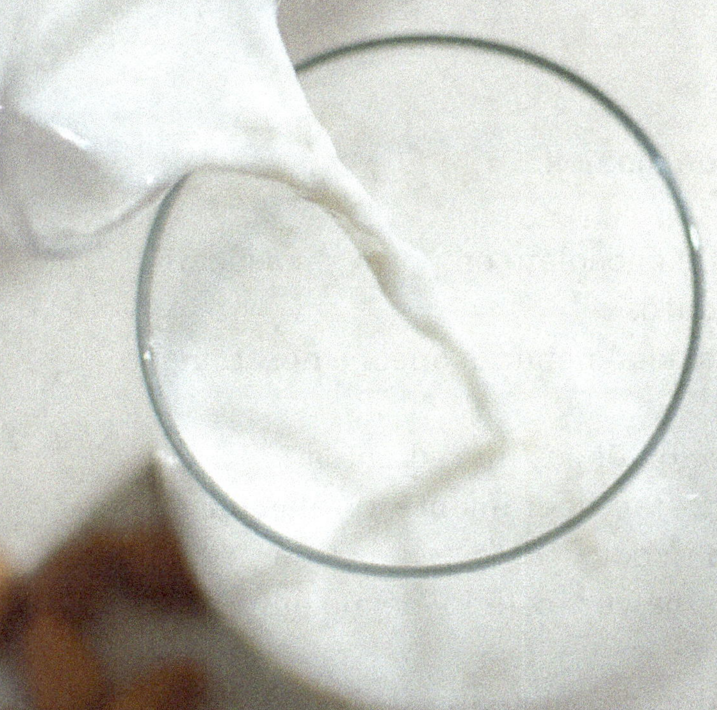

JUGO DE AJONJOLÍ Y CHOCOLATE

Para preparar un delicioso jugo que ayudará a prevenir la osteoporosis y fortalecer los huesos, necesitarás algunos ingredientes clave: ajonjolí, almendras, chocolate y banano. Estos ingredientes son ricos en calcio, vitamina D, magnesio y otros nutrientes esenciales para la salud ósea. A continuación, te presento una receta paso a paso para que puedas disfrutar de este nutritivo y sabroso jugo.

Ingredientes:
- 2 cucharadas de ajonjolí
- 10 almendras
- 2 cucharadas de chocolate en polvo sin azúcar
- 2 bananos maduros
- 1 taza de leche de almendras o leche descremada

Paso 1: Preparación de los ingredientes
Comienza por tostar ligeramente el ajonjolí en una sartén a fuego medio. Esto ayudará a realzar su sabor y aroma. Una vez tostado, déjalo enfriar.

En un procesador de alimentos o licuadora, tritura las almendras hasta obtener una textura fina. Añade el ajonjolí tostado y continúa triturando hasta que ambos ingredientes estén bien integrados.

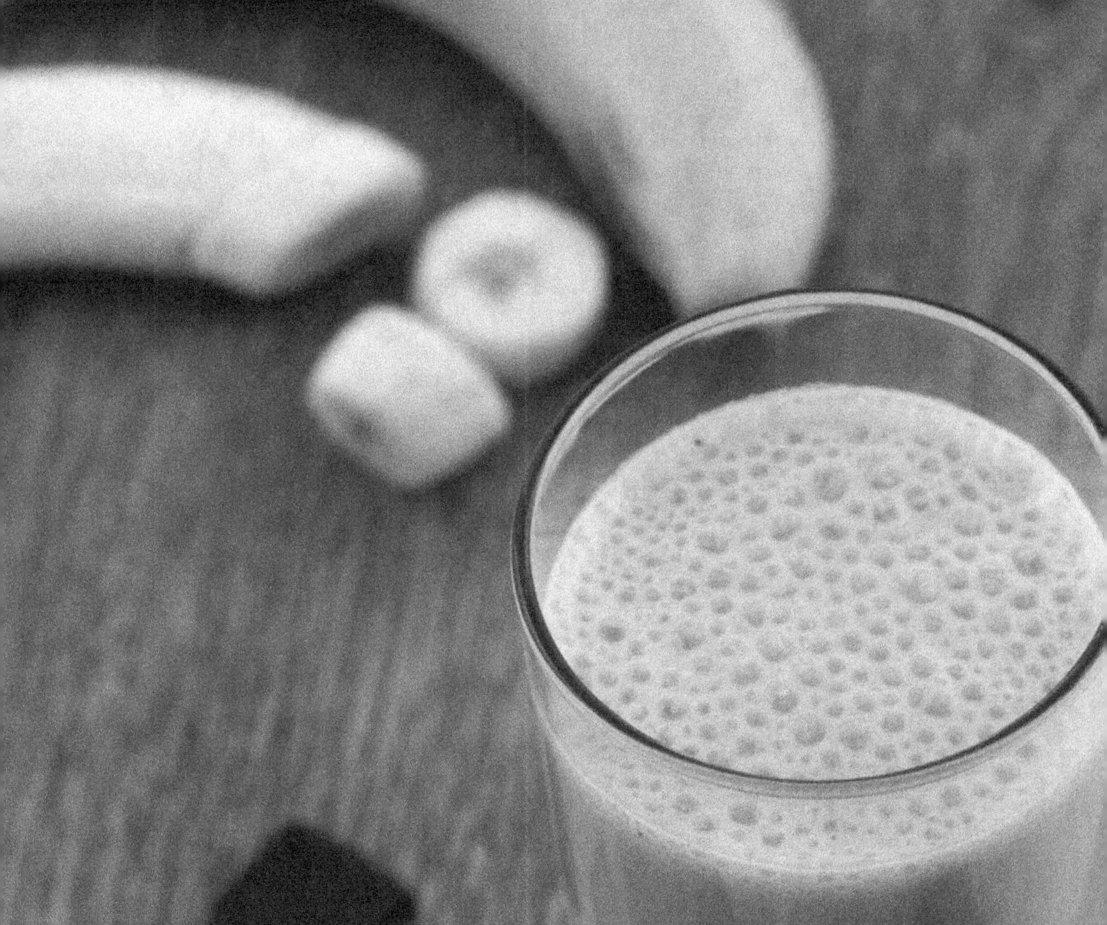

JUGO DE AJONJOLÍ Y CHOCOLATE

Paso 2: Mezcla de ingredientes
Añade el chocolate en polvo a la mezcla de ajonjolí y almendras. Mezcla bien para asegurarte de que el chocolate se distribuya de manera uniforme.

Pela los bananos y córtalos en rodajas. Agregar a la mezcla anterior.

Paso 3: Preparación del jugo
En la licuadora, coloca la mezcla de ajonjolí, almendras, chocolate y banano. Añade la leche de almendras o la leche descremada.

Licua todos los ingredientes hasta obtener una mezcla homogénea y cremosa.

Paso 4: Servir y disfrutar
Una vez que el jugo esté listo, sírvelo en un vaso y disfruta de esta deliciosa bebida. Puedes decorar con un poco de ajonjolí tostado o una pizca de chocolate en polvo.

Este jugo es una excelente opción para incluir en tu dieta diaria, ya que proporciona una buena dosis de calcio, magnesio y vitamina D, nutrientes esenciales para prevenir la osteoporosis y fortalecer los huesos. Además, su delicioso sabor lo hace perfecto para disfrutar en cualquier momento del día.

POSTRE DE FRESA Y GELATINA

Preparar un sencillo jugo de fresas que puede ser una gran merienda o un postre que seguro apreciarás, dado que cada porción de estas contiene el 80 por ciento de la ingesta diaria recomendada de vitamina C. También importante para reforzar la salud de los huesos.

INGREDIENTES

300 g de Fresas
100 g de Cerezas
50 g de Brevas
1 cucharada de Gelatina sin sabor.
300 ml de Yogur natural.
Fresas troceadas.
Menta fresca para decorar.

PREPARACIÓN
Lavar y secar las frutas.
Deshuesar las cerezas y agregar en el vaso de la batidora con las fresas troceadas y las brevas y triturar bien fino.
Agregar el yogur en la batidora.
Disolver la gelatina sin sabor en agua tibia.
Agregar a todos los ingredientes y volver a licuar.
Reservar en la nevera hasta el momento de servir.
Servir en vasos fríos con las fresas troceadas.

Decorar con unas hojitas de menta.

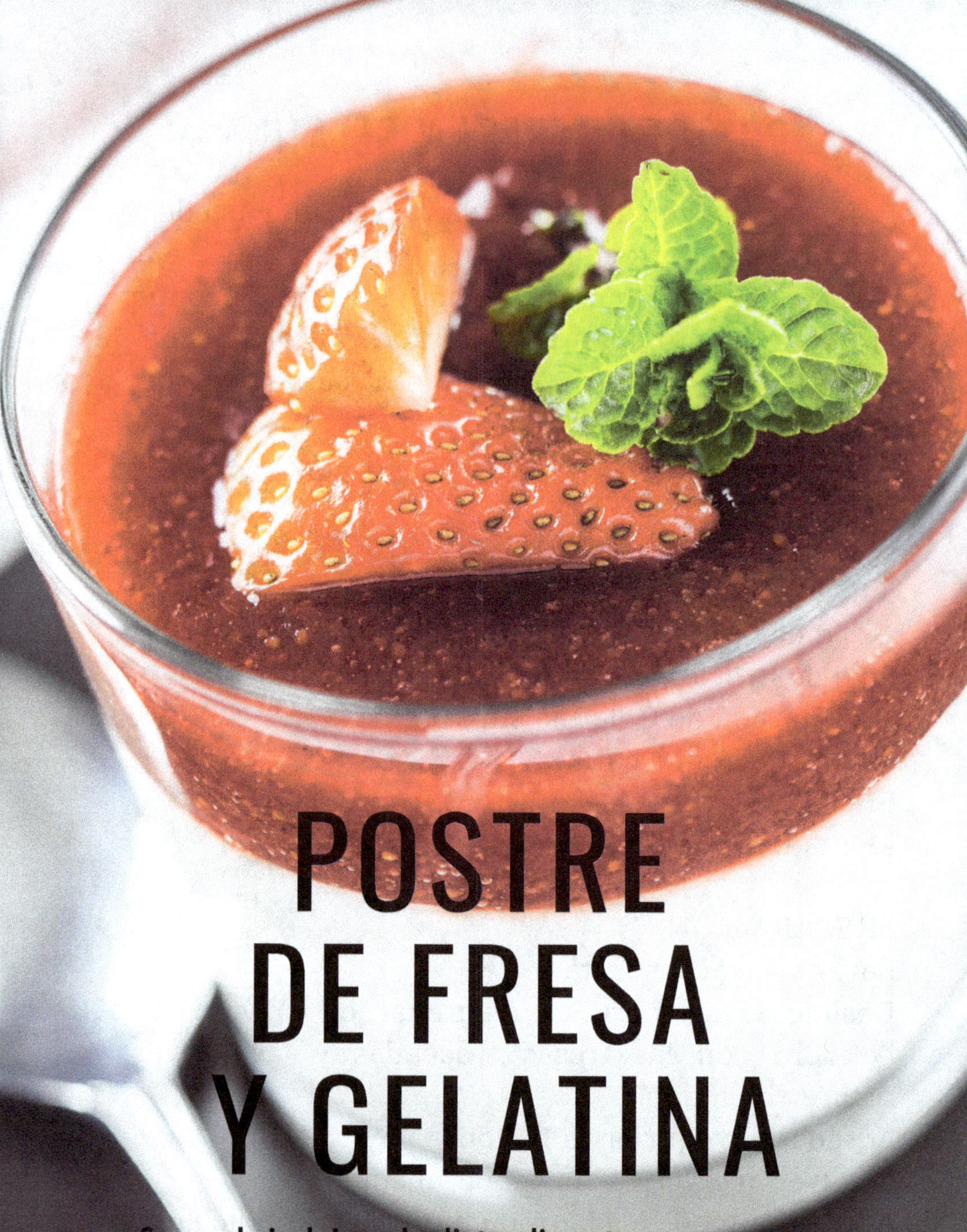

POSTRE DE FRESA Y GELATINA

Se puede incluir en la dieta alimentos que contengan gelatina, ya que esta es una forma estimular la producción de colágeno. Caldos de hueso y postres hechos con gelatina natural son excelentes opciones para aumentar la ingesta de colágeno a través de la alimentación.

BATIDO DE FRUTOS ROJOS Y YOGURT

Para preparar un batido de frutos rojos y yogurt que ayude a prevenir la osteoporosis y fortalecer los huesos, es importante seleccionar ingredientes ricos en calcio, vitamina D y otros nutrientes esenciales para la salud ósea. La osteoporosis es una enfermedad que debilita los huesos y aumenta el riesgo de fracturas, por lo que es fundamental mantener una dieta equilibrada que promueva la salud ósea.

A continuación, presentamos una receta sencilla y deliciosa para preparar un batido de frutos rojos y yogurt que contribuirá a fortalecer tus huesos y prevenir la osteoporosis.

Ingredientes:
- 1 taza de frutos rojos (fresas, moras, arándanos, frambuesas)
- 1 taza de yogurt natural o griego
- 1 plátano maduro
- 1 taza de leche (puede ser leche de almendra, coco o cualquier otra leche vegetal enriquecida con calcio)
- 1 cucharada de miel (opcional)
- 1 cucharadita de semillas de chía o linaza (opcional)

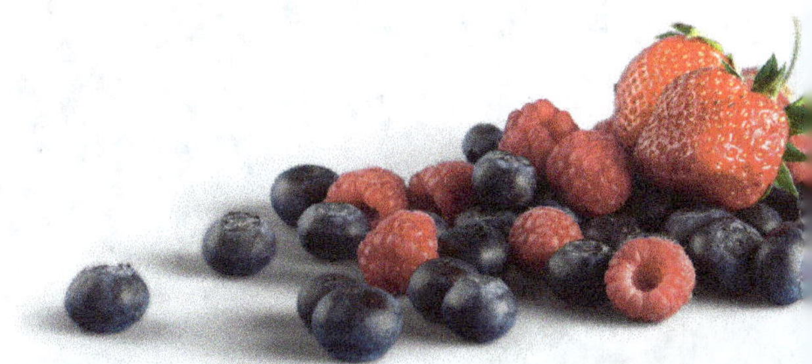

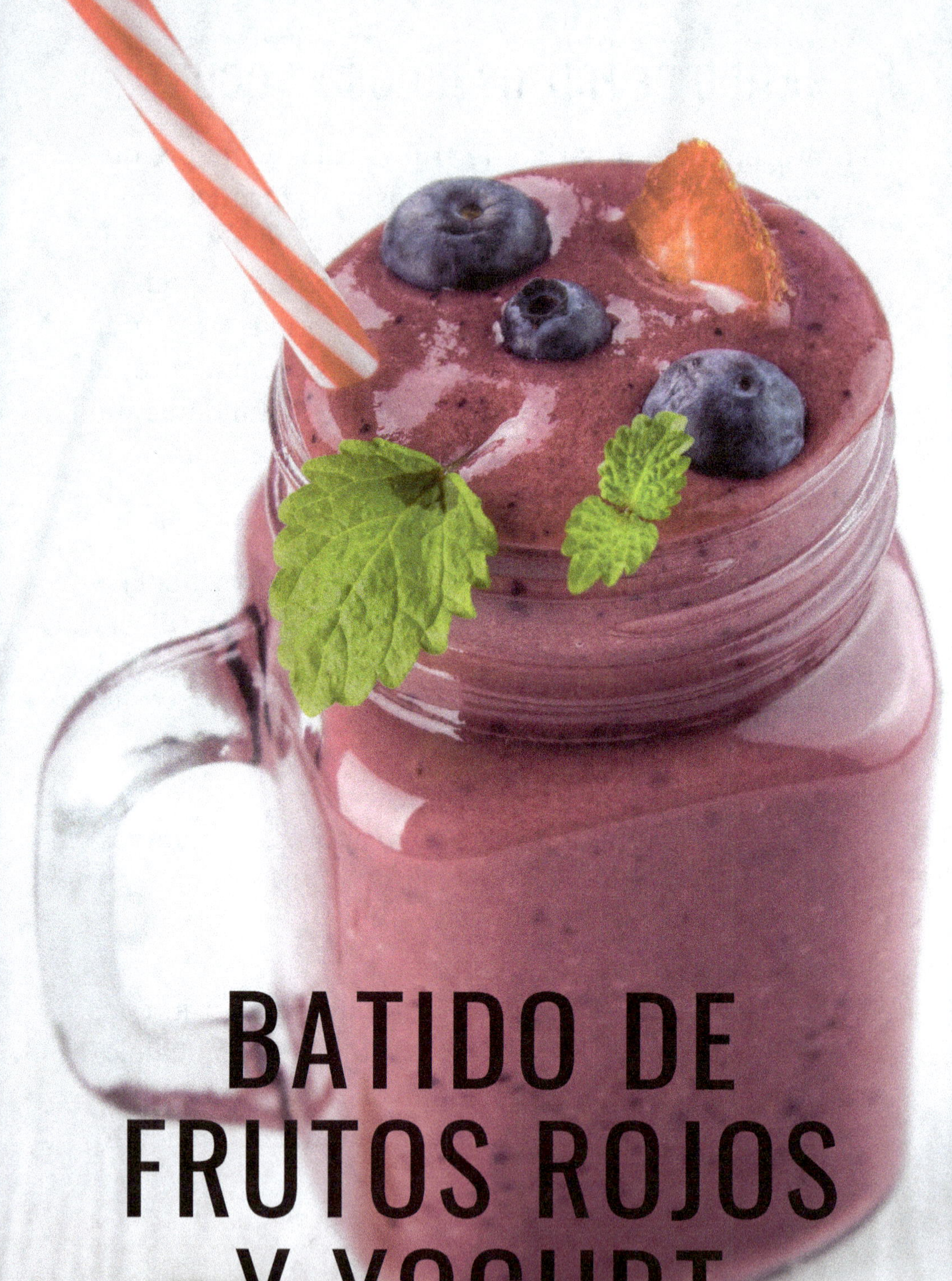

BATIDO DE FRUTOS ROJOS Y YOGURT

PREPARACIÓN

1. Lava bien los frutos rojos y retira cualquier tallo o hojas que puedan tener.
2. Cortar el banano maduro en rodajas delgadas.
3. En una licuadora, agrega todos los ingredientes Si lo deseas, añade las semillas de chía o linaza para aumentar el contenido de calcio y otros nutrientes.
4. Mezcla todos los ingredientes hasta obtener una consistencia suave y homogénea. Si prefieres un batido más frío, puedes agregar algunos cubitos de hielo antes de licuar.
5. Una vez que el batido esté listo, sírvelo en un vaso grande y disfruta de esta deliciosa y saludable bebida.

Este batido de frutos rojos y yogurt es una excelente opción para incluir en tu dieta diaria, ya que combina la frescura y el sabor de las frutas con los beneficios del yogurt y la leche, que son fuentes importantes de calcio y vitamina D. Además, el plátano aporta potasio, un mineral clave para la salud ósea, y las semillas de chía o linaza añaden fibra, ácidos grasos omega-3 y otros nutrientes que contribuyen al fortalecimiento de los huesos.

Es importante recordar que, además de una alimentación adecuada, es fundamental mantener un estilo de vida activo que incluya ejercicio regular, especialmente ejercicios de carga como caminar, correr o levantar pesas, que ayudan a fortalecer los huesos.

SMOOTHIE DE PERA Y MANZANA

Delicioso smoothie de frutas que te llenará de energía y sabor.

Para empezar, necesitarás los siguientes ingredientes:
- 1 manzana
- 1 pera
- 1 puñado muy generoso de uvas
- 1 puñado de frutillas congeladas
- 1 cucharada de semillas de chía activadas
- Agua

Una vez que tengas todos los ingredientes a mano, es hora de poner manos a la obra. Primero, lava y corta la manzana y la pera en trozos pequeños, y retira las semillas. Luego, colócalos en la licuadora junto con el puñado de uvas, las frutillas congeladas y los cubitos de hielo.

A continuación, agrega la cucharada de semillas de chía activadas y un poco de agua a la licuadora. La cantidad de agua dependerá de la consistencia que desees para tu smoothie, así que si prefieres una textura más líquida, agrega un poco más de agua.

Una vez que todos los ingredientes estén en la licuadora, enciéndela y mezcla todo hasta obtener una mezcla suave y homogénea.

¡Y listo! Tu smoothie de frutas está listo para disfrutar.

SMOOTHIE DE PERA Y MANZANA

JUGO DE APIO Y PEREJIL

El consumo regular de jugo de apio y perejil puede ser beneficioso para prevenir la osteoporosis, una enfermedad ósea que debilita los huesos y aumenta el riesgo de fracturas. Tanto el apio como el perejil son ricos en nutrientes esenciales para la salud ósea, como el calcio, la vitamina K, el magnesio y otros compuestos que pueden ayudar a fortalecer los huesos y prevenir la pérdida de densidad ósea.

El apio es una excelente fuente de calcio, un mineral fundamental para la formación y mantenimiento de los huesos. Además, contiene altos niveles de vitamina K, la cual desempeña un papel crucial en la regulación del metabolismo óseo. Por otro lado, el perejil es rico en compuestos antioxidantes, como los flavonoides y los carotenoides, que pueden proteger contra el daño oxidativo en los huesos y contribuir a su salud general.

La combinación de estos dos ingredientes en forma de jugo puede potenciar sus efectos beneficiosos para la salud ósea. Se recomienda consumir el jugo de apio y perejil de forma regular, preferiblemente fresco y recién preparado para conservar sus nutrientes intactos. Además, es importante complementar esta práctica con una dieta equilibrada que incluya otros alimentos ricos en calcio, vitamina D y otros nutrientes esenciales para la salud ósea.

Además de su impacto en la salud ósea, el jugo de apio y perejil puede aportar otros beneficios para la salud en general. Ambos ingredientes son bajos en calorías y ricos en fibra, lo que puede contribuir a la salud digestiva y al control del peso. Asimismo, contienen compuestos con propiedades antiinflamatorias y antioxidantes que pueden ayudar a reducir el riesgo de enfermedades crónicas, como las enfermedades cardiovasculares y ciertos tipos de cáncer.

Es importante tener en cuenta que, si bien el jugo de apio y perejil puede ser beneficioso para la salud ósea, no debe considerarse como un sustituto de otras medidas preventivas, como la práctica regular de ejercicio físico, especialmente el ejercicio de carga que fortalece los huesos, y la exposición adecuada al sol para favorecer la producción de vitamina D. Además, es recomendable consultar con un profesional de la salud antes de realizar cambios significativos en la dieta, especialmente si se tienen condiciones médicas preexistentes o se están tomando medicamentos.

El jugo de apio y perejil puede ser una opción beneficiosa, además seguir una dieta equilibrada para prevenir la osteoporosis y promover la salud ósea. Su consumo regular, combinado con otras prácticas saludables, puede contribuir a mantener unos huesos fuertes y saludables a lo largo de la vida.

JUGO DE APIO Y PEREJIL

El jugo de apio y perejil es una excelente opción para incorporar estos nutrientes a tu dieta diaria. A continuación, te presento una receta paso a paso para preparar este jugo y aprovechar al máximo sus beneficios para la salud ósea.

Ingredientes:
- 2 tallos de apio
- 1 manojo de perejil
- 1 manzana verde
- 1 pepino
- 1 limón

Instrucciones:

Paso 1: Lavar los ingredientes
Lava cuidadosamente los tallos de apio, el manojo de perejil, la manzana verde, el pepino y el limón. Es importante eliminar cualquier residuo de tierra u otros contaminantes que puedan estar presentes en los ingredientes.

Paso 2: Cortar los ingredientes
Corta los tallos de apio, el manojo de perejil, la manzana verde, el pepino y el limón en trozos pequeños que sean fáciles de procesar en la licuadora. Retira las semillas de la manzana.

Paso 3: Licuar los ingredientes
Agrega los trozos de apio, perejil, manzana verde, pepino y el zumo de limón a la licuadora. Añade un poco de agua si es necesario para facilitar el proceso de licuado. Mezcla todos los ingredientes hasta obtener una consistencia suave y homogénea.

Paso 4: Colar el jugo
Una vez que hayas licuado todos los ingredientes, vierte el jugo resultante a través de un colador fino para separar el líquido de los residuos sólidos. Exprime bien el jugo para asegurarte de aprovechar al máximo todos los nutrientes presentes en los ingredientes.

Paso 5: Servir y disfrutar
Vierte el jugo de apio y perejil en un vaso y sírvelo inmediatamente para disfrutarlo fresco y lleno de nutrientes. Puedes añadir hielo si lo prefieres o decorar el vaso con una rodaja de limón para darle un toque adicional de sabor.

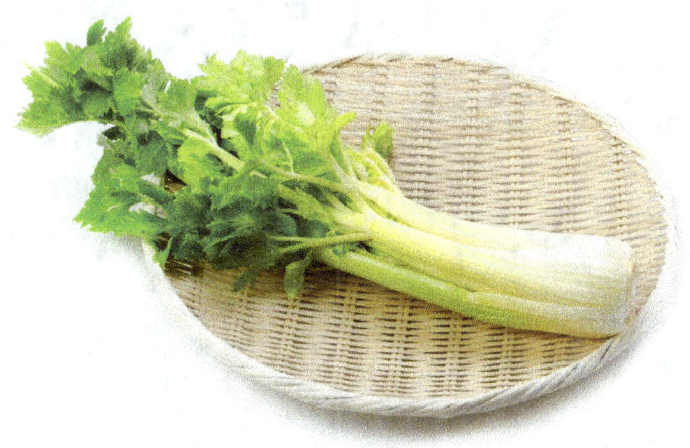

JUGO DE APIO Y PEREJIL

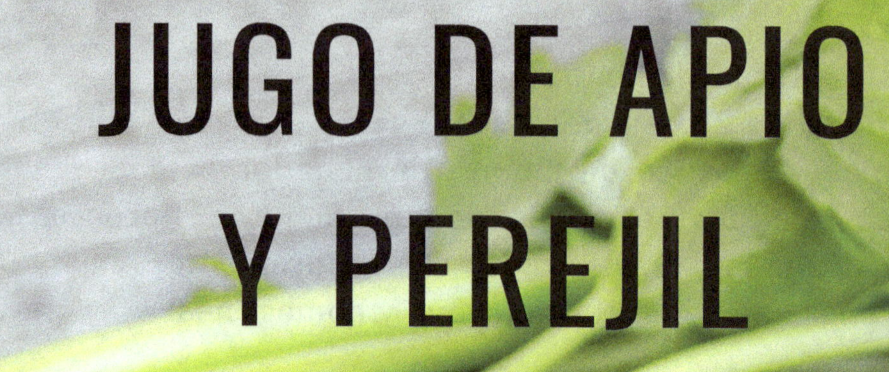

Beneficios para la prevención de la osteoporosis:

El jugo de apio y perejil es rico en calcio, vitamina K, vitamina C y otros nutrientes que son fundamentales para mantener la salud ósea. El calcio es esencial para fortalecer los huesos y prevenir la pérdida ósea asociada con la osteoporosis. La vitamina K desempeña un papel crucial en la formación de proteínas que son necesarias para la mineralización ósea, mientras que la vitamina C contribuye a la producción de colágeno, una proteína clave en la estructura ósea.

Además, el apio y el perejil contienen compuestos antioxidantes que pueden ayudar a reducir el estrés oxidativo en el cuerpo, protegiendo así a las células óseas del daño causado por los radicales libres. El consumo regular de este jugo puede contribuir significativamente a la prevención de la osteoporosis y al mantenimiento de huesos fuertes y saludables a lo largo del tiempo.

El jugo de apio y perejil es una deliciosa y nutritiva opción para incluir en tu dieta diaria con el fin de prevenir la osteoporosis. Al seguir esta receta paso a paso y disfrutar de este jugo regularmente, estarás proporcionando a tu cuerpo los nutrientes esenciales para mantener la salud ósea y reducir el riesgo de desarrollar esta enfermedad degenerativa. ¡Aprovecha al máximo los beneficios de este jugo y cuida tus huesos de forma natural y deliciosa!

NUTRITIVO YOGURT CON FRUTAS

Para prevenir la osteoporosis y fortalecer los huesos, es importante seguir una dieta rica en calcio, vitamina D, y otros nutrientes esenciales. Una manera deliciosa y nutritiva de incorporar estos nutrientes es mediante la mezcla de yogurt con frutas. El yogurt es una excelente fuente de calcio, mientras que las frutas aportan vitaminas, minerales y antioxidantes que son beneficiosos para la salud ósea.

Al elegir un yogurt para esta mezcla, es importante optar por aquellos que sean bajos en grasa y azúcares añadidos. El yogurt natural o griego son buenas opciones, ya que contienen altos niveles de proteína y calcio. Además, es fundamental verificar que el yogurt está fortificado con vitamina D, ya que esta vitamina es crucial para la absorción del calcio en el organismo.

En cuanto a las frutas, se pueden elegir aquellas que sean ricas en vitamina C, como las fresas, kiwis o mangos. Es importante para la formación de colágeno, una proteína esencial para la estructura ósea. Además, las frutas también aportan otros nutrientes como potasio, magnesio y antioxidantes que contribuyen a la salud ósea.

Una forma sencilla de mezclar el yogurt con las frutas es preparando un delicioso smoothie. Para ello, se pueden combinar el yogurt con la fruta de elección en una licuadora y agregar un poco de leche de almendras para lograr la consistencia deseada.

Esta mezcla se puede disfrutar como un desayuno nutritivo o como un refrigerio entre comidas.

Otra opción es preparar un parfait de yogurt con frutas, alternando capas de yogurt con trozos de fruta en un vaso o tazón. Esta presentación es no solo atractiva visualmente, sino que también permite disfrutar de la combinación de sabores y texturas.

Además de mezclar el yogurt con frutas, es importante complementar esta opción con otras fuentes de calcio en la dieta, como los vegetales de hojas verdes, los frutos secos y las semillas. Asimismo, mantener un estilo de vida activo y realizar ejercicio regularmente también contribuirá a fortalecer los huesos y prevenir la osteoporosis.

La combinación de yogurt con frutas es una manera deliciosa y conveniente de incorporar nutrientes clave para prevenir la osteoporosis y fortalecer los huesos. Al incluir esta mezcla en una dieta balanceada y complementar con otras fuentes de calcio y actividad física, se puede promover la salud ósea a largo plazo.

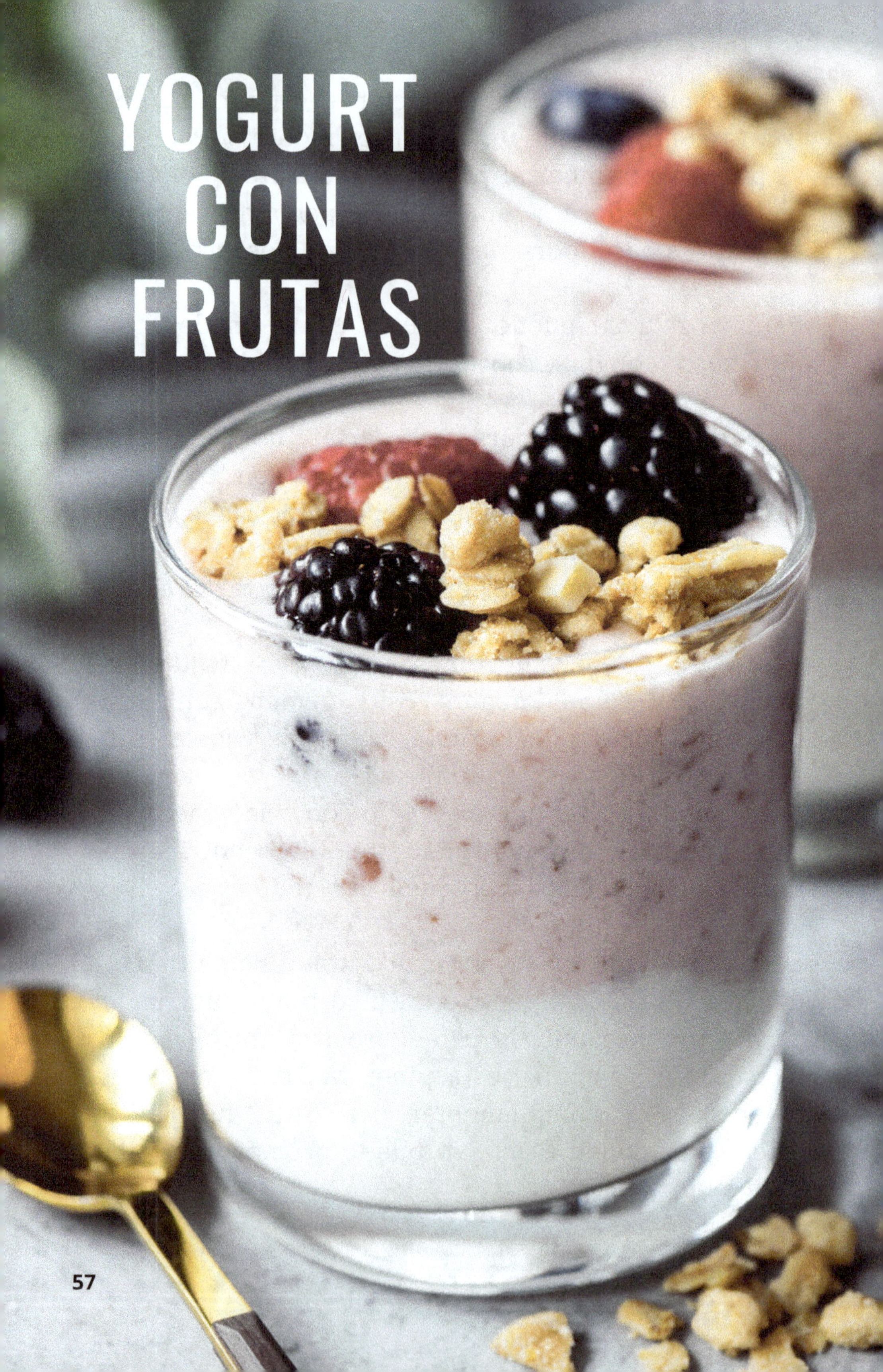

57

YOGURT CON FRUTAS

Para prevenir la osteoporosis y fortalecer los huesos, es fundamental mantener una dieta balanceada que incluya alimentos ricos en calcio, vitamina D y otros nutrientes esenciales para la salud ósea. Una deliciosa manera de incorporar estos nutrientes es a través de una receta de yogurt con frutas, frutos secos y cereales. A continuación, te presentamos una receta paso a paso para preparar este nutritivo y delicioso plato.

Ingredientes:
- 1 taza de yogurt natural o griego
- Frutas frescas de temporada
(fresas, plátano, kiwi, mango, etc.)
- Frutos secos (almendras, nueces, avellanas, etc.)
- Cereal integral (granola, copos de maíz, avena, etc.)
- Miel (opcional)
- Semillas de chía o linaza (opcional)

Instrucciones:

Paso 1: Preparar los ingredientes
Lava y corta las frutas frescas en trozos pequeños. Pica los frutos secos en trozos o rodajas si es necesario. Escoge el cereal integral de tu preferencia y tenlo listo para usar.

Paso 2: Armar el bowl de yogurt

En un tazón o bowl, coloca la taza de yogurt natural o griego como base. Elige una opción que sea baja en grasa y sin azúcares añadidos para obtener los mayores beneficios para la salud ósea.

Paso 3: Agregar las frutas frescas

Añade los trozos de frutas frescas sobre el yogurt. Las frutas como fresas, plátano, kiwi y mango son ricas en vitamina C, que contribuye a la formación de colágeno, un componente clave en la estructura ósea. Además, las frutas proporcionan otros nutrientes como potasio y magnesio, que son importantes para la salud muscular y ósea.

Paso 4: Incorporar los frutos secos

Espolvorea los frutos secos picados sobre las frutas y el yogurt. Los frutos secos como almendras, nueces y avellanas son excelentes fuentes de calcio, magnesio y ácidos grasos omega-3, que son fundamentales para la salud ósea. Además, aportan proteínas y fibra que ayudan a mantener la densidad mineral ósea.

Paso 5: Añadir el cereal integral

Finaliza el bowl agregando el cereal integral de tu elección. La granola, los copos de maíz o la avena son opciones ricas en fibra, que favorece la absorción de calcio y otros nutrientes esenciales para los huesos. Además, proporcionan energía a largo plazo y contribuyen a mantener un peso saludable, lo cual es importante para la prevención de la osteoporosis.

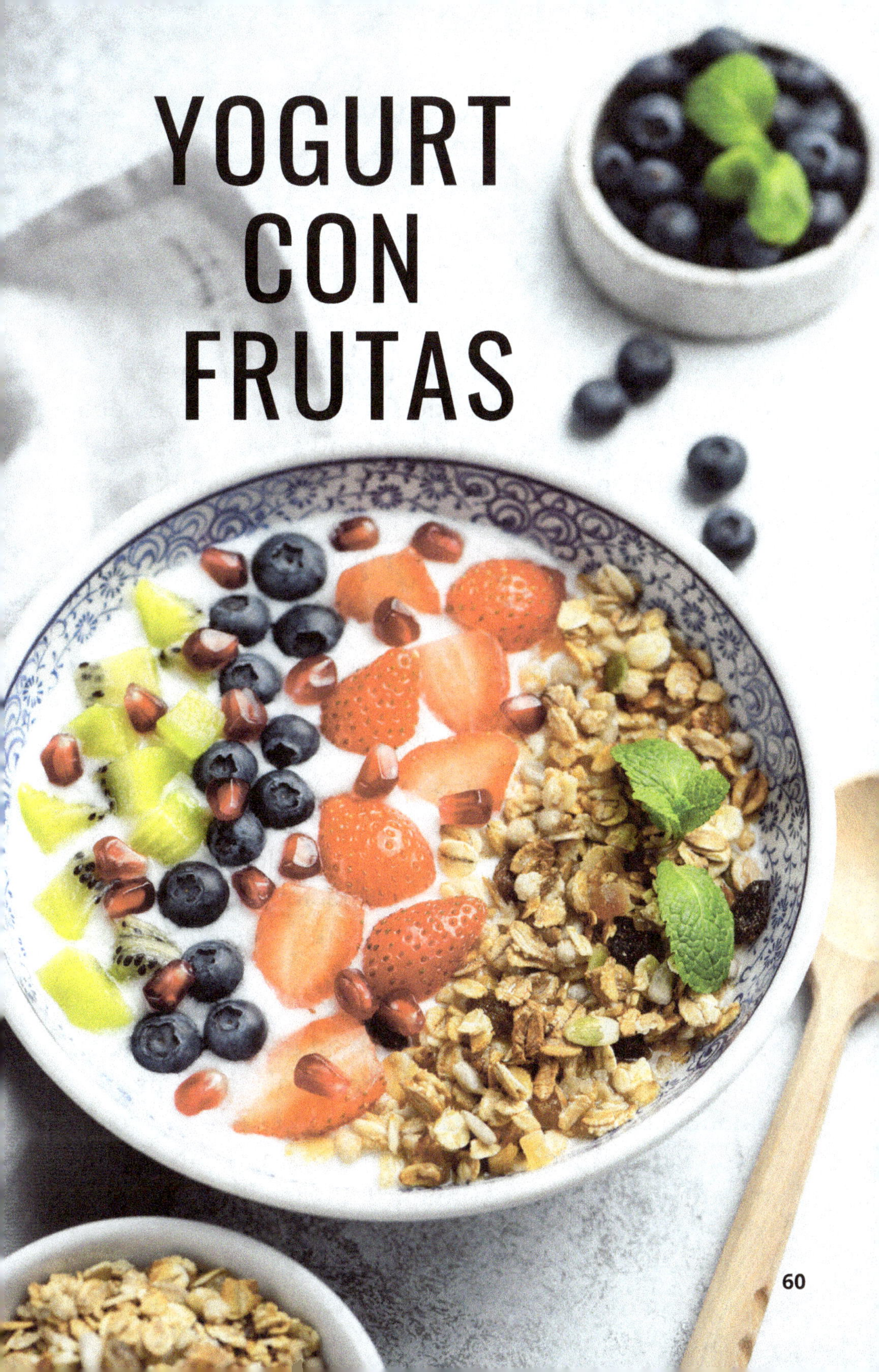

YOGURT
CON
FRUTAS

Paso 6: Opcional: Endulzar con miel

Si deseas un toque adicional de dulzura, puedes añadir un chorrito de miel. Sin embargo, es importante recordar que el exceso de azúcares puede tener efectos negativos en la salud ósea, por lo que se recomienda utilizar endulzantes con moderación.

Paso 7: Opcional: Añadir semillas de chía o linaza

Para aumentar el contenido de ácidos grasos omega-3, proteínas y fibra, puedes espolvorear semillas de chía o linaza sobre el bowl. Estas semillas son excelentes aliadas para la salud ósea y contribuyen a mantener un equilibrio hormonal que favorece la densidad mineral ósea.

¡Listo para disfrutar!

Una vez que hayas completado todos los pasos anteriores, tu delicioso bowl de yogurt con frutas, frutos secos y cereal estará listo para ser disfrutado. Esta receta no solo es una opción deliciosa, sino que también proporciona una combinación equilibrada de nutrientes esenciales para prevenir la osteoporosis y fortalecer los huesos.

Es importante recordar que una alimentación balanceada debe complementarse con otros hábitos saludables como la práctica regular de ejercicio físico, especialmente aquellos que implican cargar peso o impacto para estimular la formación ósea.

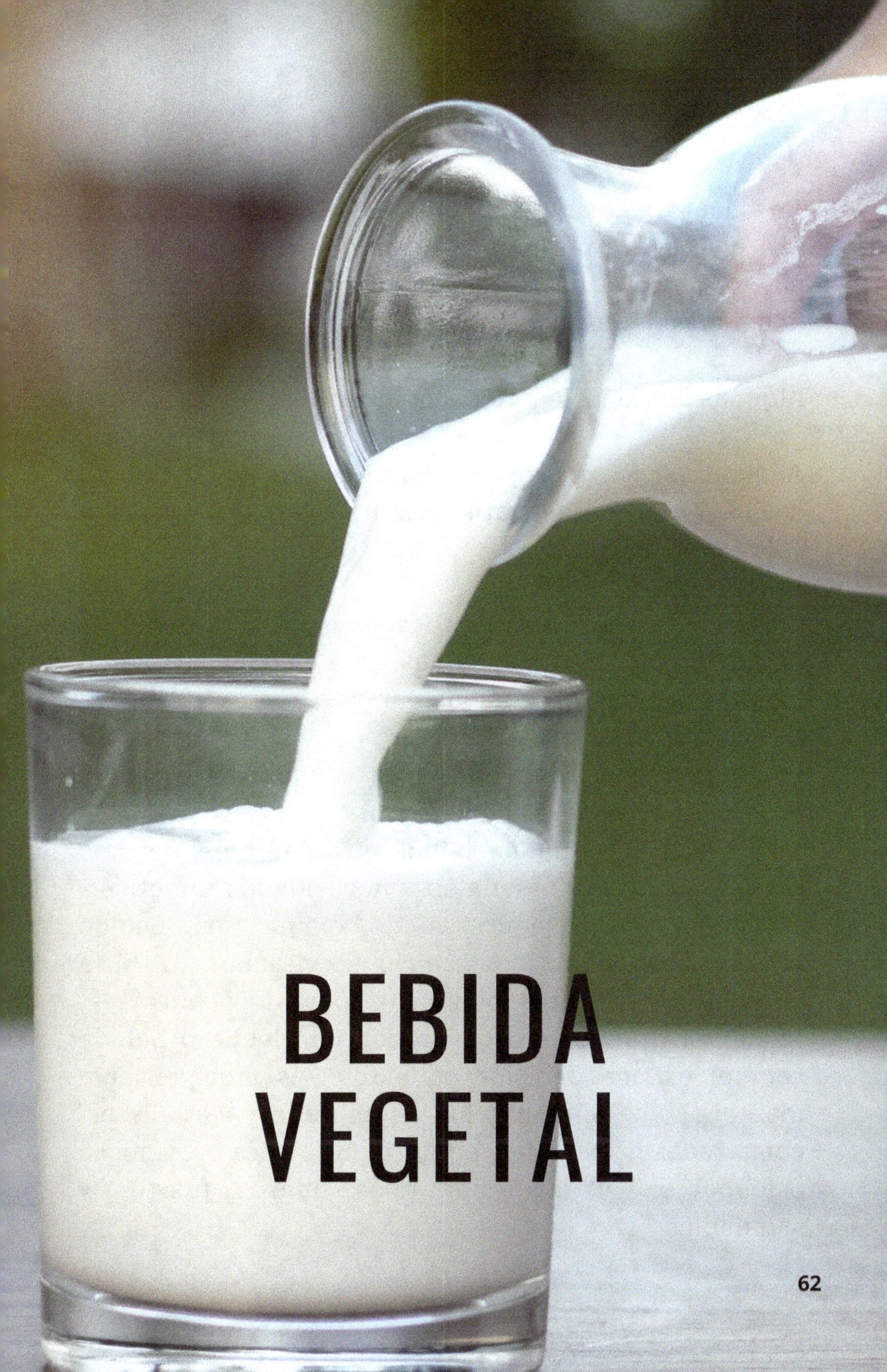
BEBIDA
VEGETAL

BEBIDA VEGETAL

En cuanto a la mejor bebida vegetal para combinar con el jugo de brócoli, te ofrezco varias alternativas que son ricas en calcio y pueden complementar los beneficios del brócoli.

Algunas bebidas vegetales incluyen:

Almendras: Es una opción baja en calorías y rica en calcio. También es naturalmente libre de lactosa y colesterol.

Soja: Es una buena fuente de calcio y vitamina D. Además, contiene isoflavonas, que pueden ayudar a mejorar la salud ósea en las mujeres.

Coco: es rica en vitamina D, que es importante para la absorción y utilización del calcio.

La elección de la mejor bebida vegetal dependerá de tus preferencias personales y necesidades dietéticas. Es importante asegurarse de elegir una bebida vegetal fortificada con calcio y vitamina D para obtener los mayores beneficios para la salud ósea. Recuerda que el jugo de brócoli con leche o bebida vegetal es una decisión saludable, es indispensable mantener una alimentación equilibrada y variada, así como realizar ejercicio regularmente, para prevenir la osteoporosis y mantener unos huesos fuertes y saludables.

La bebida vegetal es rica en nutrientes esenciales para fortalecer los huesos.

Uno de los nutrientes más importantes para la salud ósea es el calcio.

La leche o bebida vegetal, como la leche de almendras, de soja o de avena, contiene calcio en cantidades similares a las de la leche de vaca.

El calcio es fundamental para la formación y el mantenimiento de los huesos, así como para prevenir enfermedades como la osteoporosis. Además del calcio, la leche vegetal también es una buena fuente de vitamina D. Esta vitamina es necesaria para que el cuerpo pueda absorber y utilizar el calcio de manera adecuada.

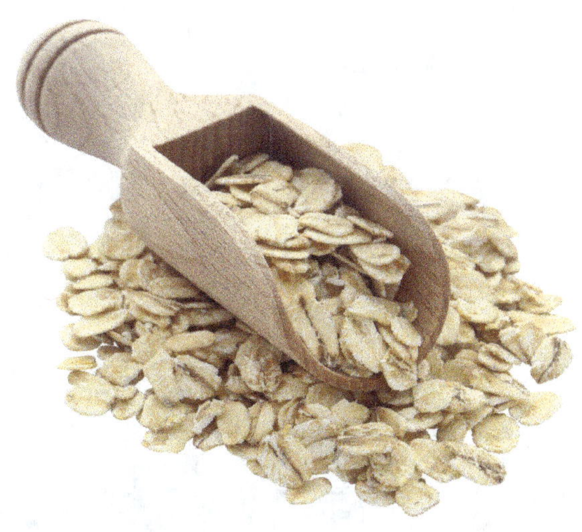

La exposición al sol es una de las principales fuentes de vitamina D, pero en muchas ocasiones no es suficiente. Por eso, es importante complementarla a través de la alimentación, y la leche vegetal puede ser una excelente opción.

Otro nutriente presente en la leche vegetal y beneficioso para los huesos es el magnesio.

El magnesio juega un papel importante en la formación del tejido óseo y en la absorción del calcio.

Al consumir leche vegetal, estamos asegurando un aporte adecuado de magnesio, lo que contribuye a fortalecer los huesos.

Su contenido de calcio, vitamina D y magnesio la convierte en un aliado indispensable para mantener una buena salud ósea.

¡Tu cuerpo te lo agradecerá!

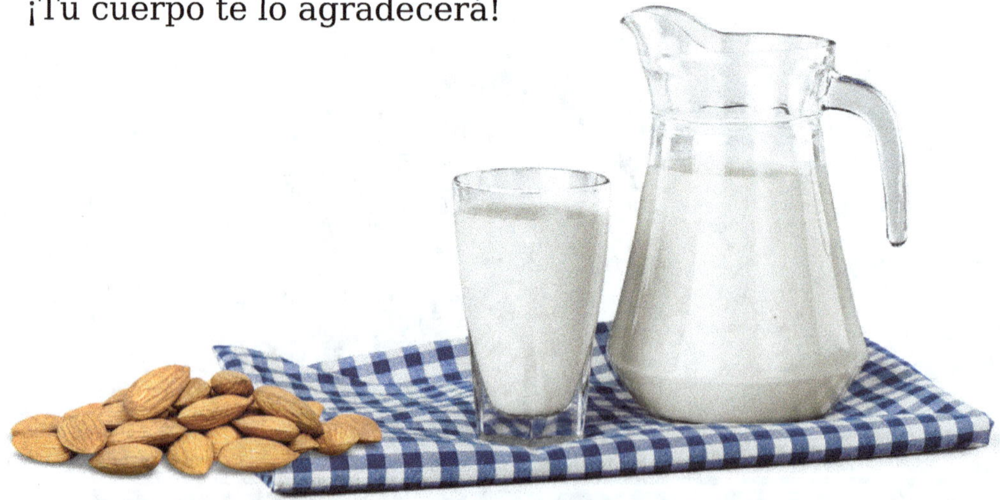

¿Qué otros nutrientes son importantes para mantener huesos saludables? Para mantener huesos saludables, es importante asegurarse de consumir una variedad de nutrientes clave además de calcio y vitamina D.

Algunos de estos nutrientes incluyen:

Vitamina K: Ayuda en la formación ósea y puede encontrarse en alimentos como espinacas, brócoli, col rizada y aceite de soja.

Magnesio: Contribuye a la salud ósea y se encuentra en alimentos como nueces, semillas, espinacas y frijoles.

Vitamina C: Importante para la formación de colágeno, un componente clave de los huesos. Puedes obtener vitamina C de frutas cítricas, fresas, kiwi, pimientos y brócoli.

Vitamina A: Ayuda en la formación y mantenimiento de los huesos, y se encuentra en alimentos como zanahorias, batatas, calabaza y espinacas.

Proteína: Es esencial para la salud ósea, ya que los huesos están compuestos en gran parte por proteínas. Puedes obtener proteínas de fuentes como pescado, huevos y legumbres. Incluir estos nutrientes en tu dieta puede contribuir a mantener huesos fuertes y saludables.

La salud ósea es esencial para una vida plena y activa, y una dieta adecuada es clave para mantener huesos fuertes.

El calcio y el colágeno son dos nutrientes fundamentales que contribuyen a la salud de los huesos. Te explicaremos cómo incorporarlos a tu alimentación diaria.

El calcio es un mineral esencial para la formación y mantenimiento de los huesos y dientes. Además, también juega un papel importante en la contracción muscular, la coagulación sanguínea y el funcionamiento del sistema nervioso.

La ingesta diaria recomendada de calcio para adultos es de 1000 mg, aunque puede variar.

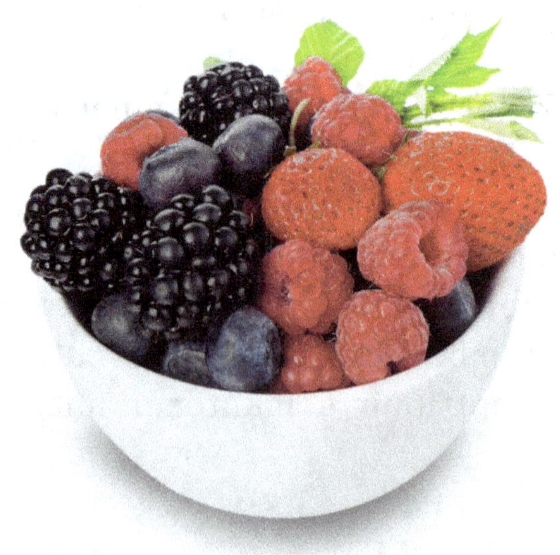

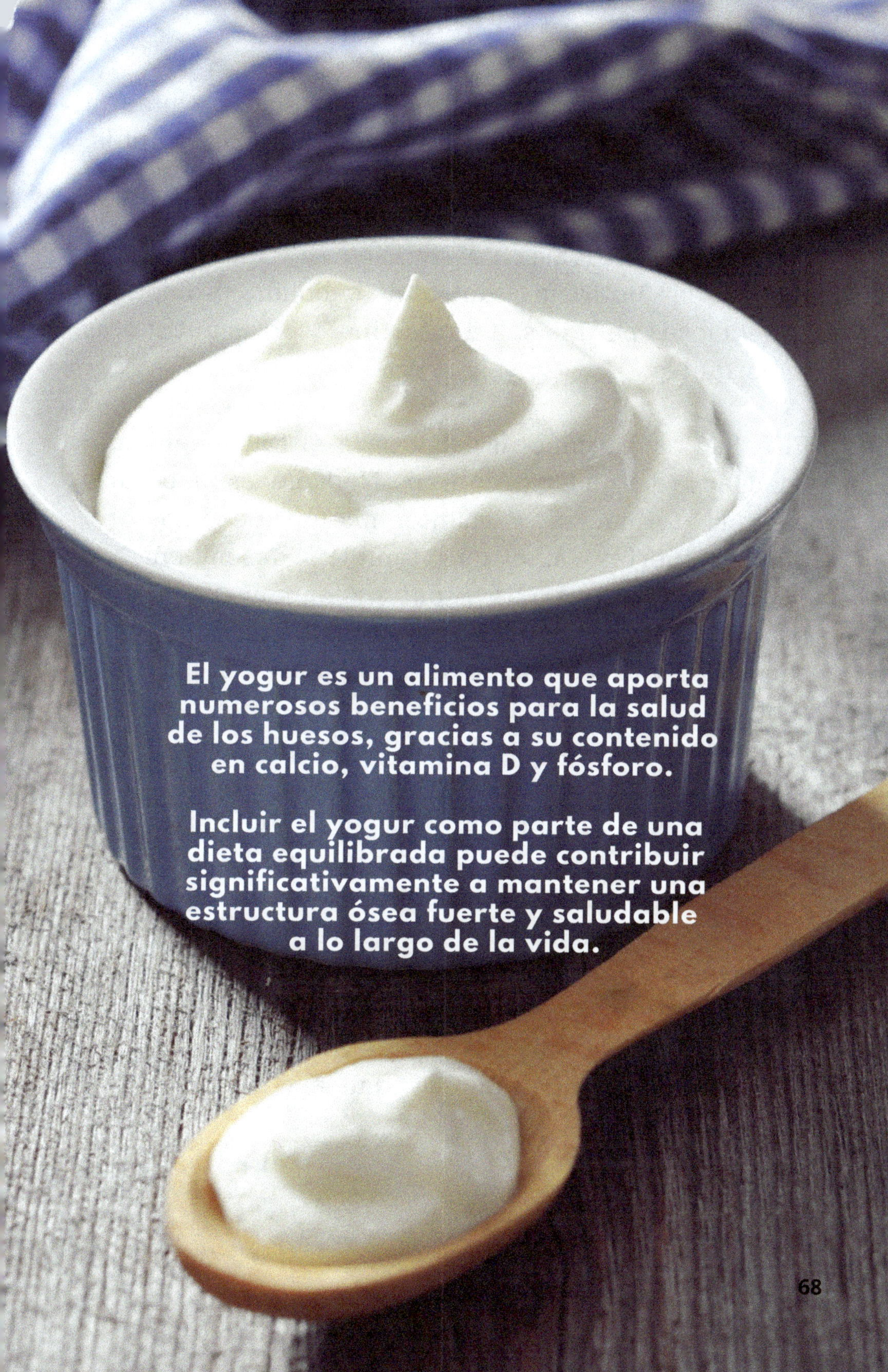

El yogur es un alimento que aporta numerosos beneficios para la salud de los huesos, gracias a su contenido en calcio, vitamina D y fósforo.
Incluir el yogur como parte de una dieta equilibrada puede contribuir significativamente a mantener una estructura ósea fuerte y saludable a lo largo de la vida.

El yogur es una excelente fuente de calcio, un mineral esencial para la salud de nuestros huesos y dientes. El calcio es fundamental para mantener la fortaleza de los huesos y prevenir enfermedades como la osteoporosis. Además de ser rico en calcio, es una fuente de proteínas de alta calidad, probióticos beneficiosos para la salud intestinal y otros nutrientes importantes.

El calcio es un mineral clave para el funcionamiento adecuado de nuestro cuerpo. No solo es necesario para la formación y mantenimiento de huesos y dientes fuertes, sino que también desempeña un papel crucial en la contracción muscular, la transmisión de señales nerviosas, la coagulación sanguínea y la regulación de la presión arterial. Por lo tanto, es fundamental asegurarse de obtener suficiente calcio en nuestra dieta diaria.

El yogur es una opción popular y deliciosa para aumentar la ingesta de calcio. Una porción de yogur natural proporciona alrededor del 30% de la ingesta diaria recomendada de calcio. Además, el yogur es fácilmente digerible y puede ser una opción conveniente para personas con intolerancia a la lactosa, ya que muchos tipos de yogur contienen bacterias probióticas que ayudan a descomponer la lactosa.

Fuentes de calcio y colágeno para una dieta equilibrada

El calcio es un mineral esencial para la salud ósea y dental, así como para el funcionamiento adecuado de los músculos y el sistema nervioso. Aunque los productos lácteos son conocidos por ser ricos en calcio, existen otras opciones para aquellas personas que son intolerantes a la lactosa o siguen una dieta vegana.

Una alternativa a los productos lácteos son los vegetales de hojas verdes, que son excelentes fuentes de calcio. La espinaca, el brócoli y la col rizada son algunos ejemplos de vegetales que pueden proporcionar una cantidad significativa de calcio. Además, estos vegetales también son ricos en otros nutrientes beneficiosos para la salud, como la vitamina K y el magnesio.

Otra opción para obtener calcio es a través de alimentos fortificados. Los jugos de naranja y la leche de soja son ejemplos de productos que suelen estar fortificados con calcio y vitamina D, lo que los convierte en buenas alternativas para aquellos que buscan aumentar su ingesta de calcio.

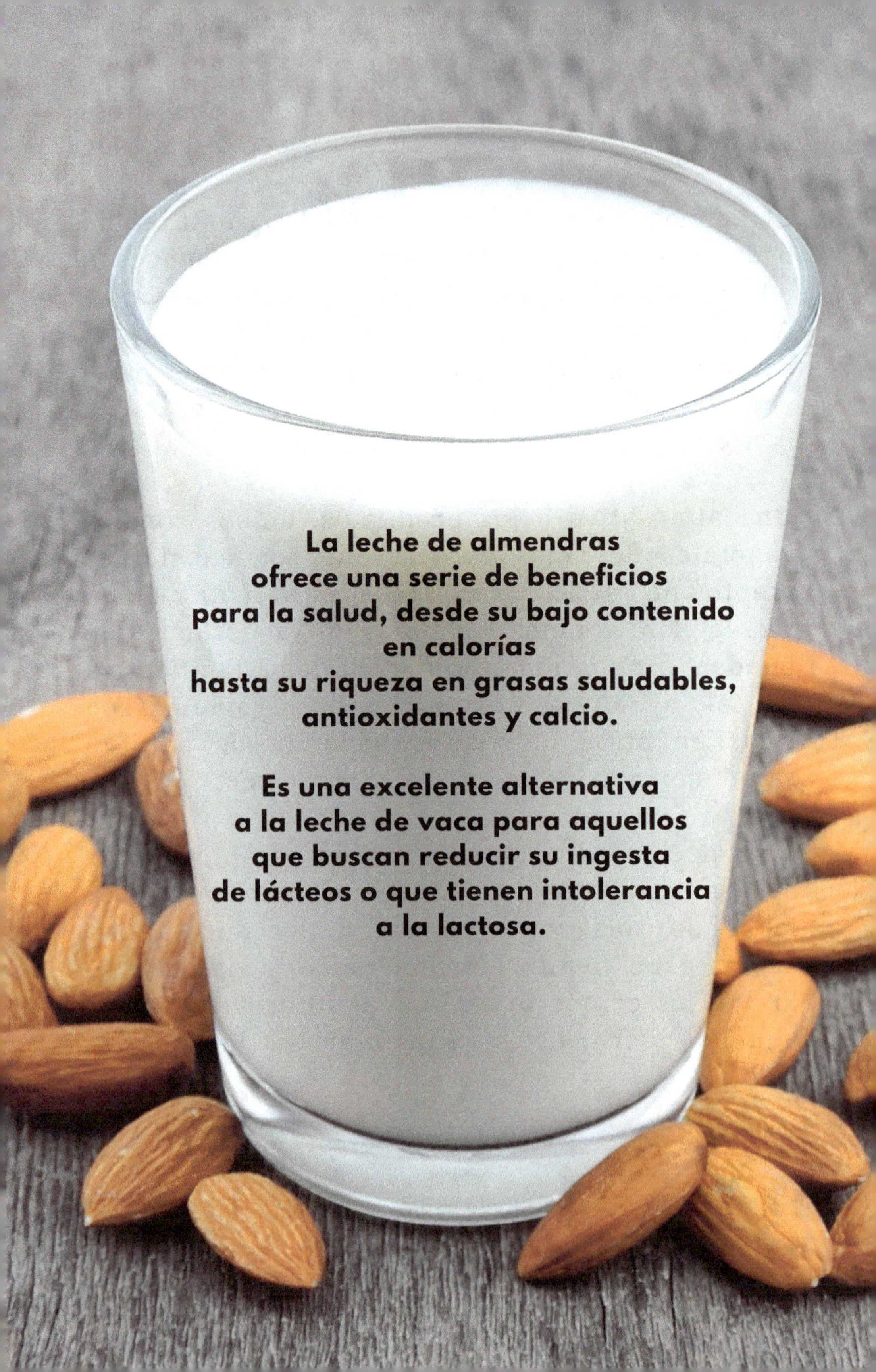

La leche de almendras
ofrece una serie de beneficios
para la salud, desde su bajo contenido
en calorías
hasta su riqueza en grasas saludables,
antioxidantes y calcio.

Es una excelente alternativa
a la leche de vaca para aquellos
que buscan reducir su ingesta
de lácteos o que tienen intolerancia
a la lactosa.

Por otro lado, el colágeno es una proteína fundamental para la estructura y función de los tejidos conectivos en el cuerpo, como los huesos, cartílagos, tendones y ligamentos. A medida que envejecemos, la producción de colágeno disminuye, lo que puede afectar la elasticidad y resistencia de estos tejidos.

Para mantener niveles adecuados de colágeno, es importante incluir en la dieta alimentos ricos en aminoácidos como la glicina, la prolina y la lisina, que son los componentes básicos del colágeno. Algunas fuentes de estos aminoácidos incluyen alimentos ricos en proteínas como la carne, el pescado, los huevos y los lácteos, así como también en alimentos vegetales como las legumbres, las nueces y las semillas.

Además, ciertos alimentos pueden estimular la producción natural de colágeno en el cuerpo. Por ejemplo, las frutas cítricas son ricas en vitamina C, un nutriente esencial para la síntesis de colágeno. Otros alimentos como el aguacate, las bayas y el té verde también contienen compuestos que pueden favorecer la producción de colágeno.

Existen diversas fuentes de calcio y colágeno que pueden ser incorporadas en una dieta equilibrada para promover la salud ósea, articular y muscular.

Aumentar la ingesta de colágeno a través de la alimentación es fundamental para mantener la salud de nuestras articulaciones, piel, cabello y uñas. El colágeno es una proteína esencial que se encuentra en todo el cuerpo y desempeña un papel crucial en la estructura y elasticidad de los tejidos.

Una forma efectiva de aumentar la ingesta de colágeno es a través de la alimentación. Consumir alimentos ricos en proteínas es clave, ya que el colágeno es una proteína en sí misma. Algunos alimentos recomendados incluyen pescado, huevos y legumbres. Estos alimentos proporcionan al cuerpo los aminoácidos necesarios para la síntesis de colágeno.

Además, se puede incluir en la dieta alimentos que contengan gelatina, ya que esta es una forma descompuesta de colágeno. Caldos de hueso y postres hechos con gelatina natural son excelentes opciones para aumentar la ingesta de colágeno a través de la alimentación.

Es importante destacar la importancia del calcio en la salud ósea. El calcio es un mineral esencial para la formación y mantenimiento de huesos fuertes. Alimentos ricos en calcio, como lácteos, vegetales de hojas verdes, frutos secos y semillas, deben ser parte de una dieta equilibrada para asegurar un adecuado aporte de este mineral.

Es importante recordar que, además de una al
imentación adecuada, es fundamental mantener
un estilo de vida activo que incluya ejercicio
regular, especialmente ejercicios de carga como
caminar, correr o levantar pesas, que ayudan
a fortalecer los huesos.

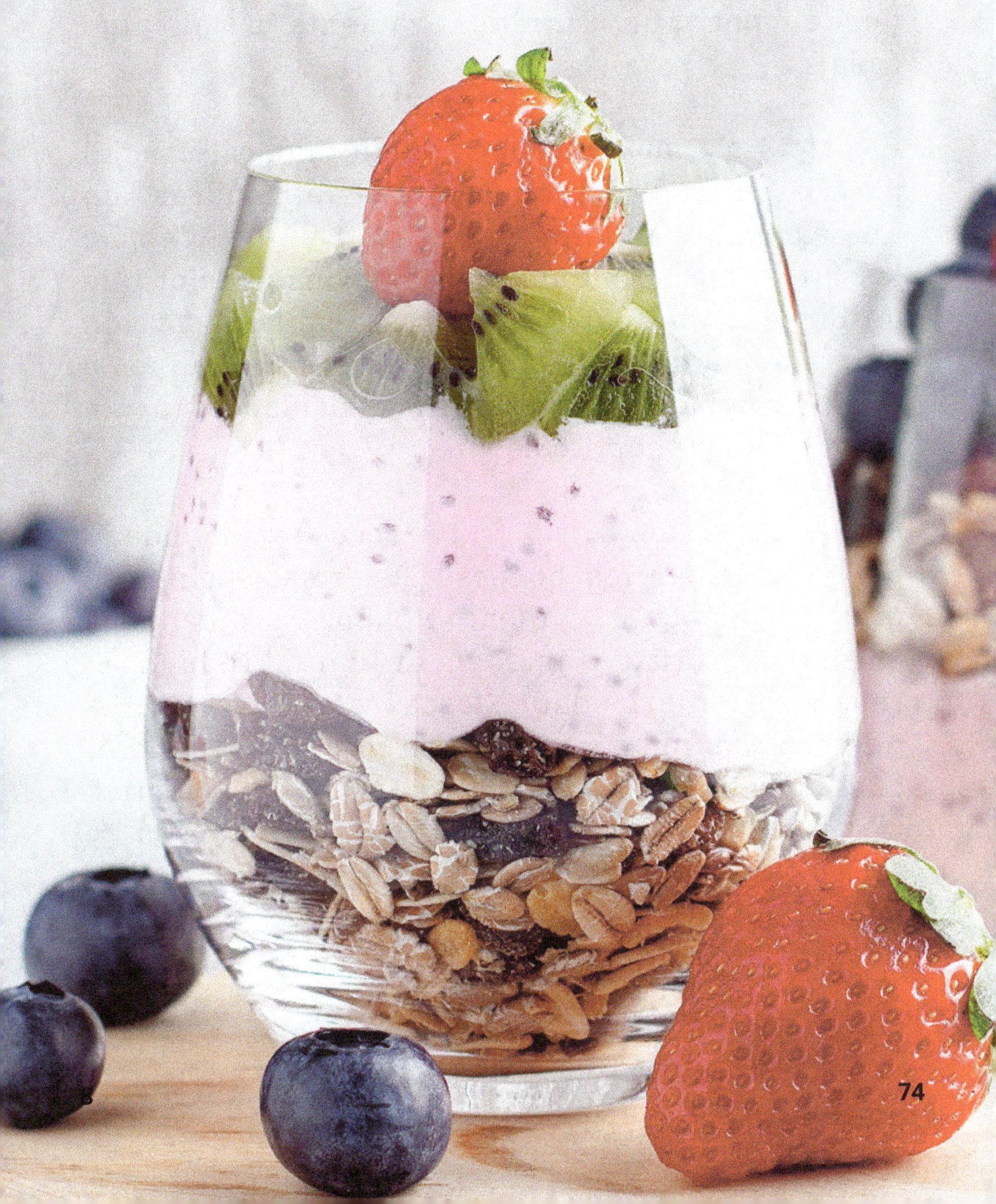

Los frutos secos son una excelente opción para fortalecer los huesos debido a su alto contenido en nutrientes esenciales como calcio, magnesio y fósforo. Estos nutrientes son fundamentales para la formación y mantenimiento de la estructura ósea, por lo que incluir frutos secos en la dieta puede contribuir significativamente a la salud ósea.

El calcio es conocido por ser un mineral crucial para la salud de los huesos, y las almendras son una excelente fuente de este nutriente. Además, las almendras también contienen magnesio, que desempeñan un papel importante en la absorción y utilización del calcio en el cuerpo. El magnesio también ayuda a mantener la densidad ósea y a prevenir la osteoporosis.

Las nueces son otro fruto seco recomendado para fortalecer los huesos. Son ricas en ácidos grasos omega-3, que tienen propiedades antiinflamatorias y pueden ayudar a reducir el riesgo de enfermedades óseas como la artritis. Además, las nueces contienen cobre, un mineral que participa en la formación del tejido conectivo y contribuye a la salud de los huesos y articulaciones.

Las avellanas son una excelente fuente de fósforo, otro mineral esencial para la salud ósea. El fósforo es un componente principal de la estructura ósea y juega un papel clave en la formación y mantenimiento de los huesos y dientes. Incluir avellanas en la dieta puede ayudar a asegurar un adecuado aporte de fósforo para mantener huesos fuertes y sanos.

El ajonjolí es rico en calcio, magnesio y fósforo, convirtiéndolo en un fruto seco especialmente beneficioso para la salud ósea. El calcio y el fósforo trabajan juntos para formar y mantener la estructura ósea, mientras que el magnesio contribuye a regular la absorción de calcio en el cuerpo. El ajonjolí también es una buena fuente de proteínas y grasas saludables, que son importantes para la salud ósea.

Los pistachos son una excelente fuente de vitamina B6, que desempeña un papel clave en la formación de nuevas células óseas. Esta vitamina también ayuda a regular los niveles de homocisteína, un aminoácido que puede dañar el revestimiento de los vasos sanguíneos y aumentar el riesgo de enfermedades cardiovasculares, lo que a su vez puede afectar la salud ósea.

Es importante recordar que los jugos
son complementos a una dieta equilibrada
y no deben reemplazar otras fuentes
de nutrientes.

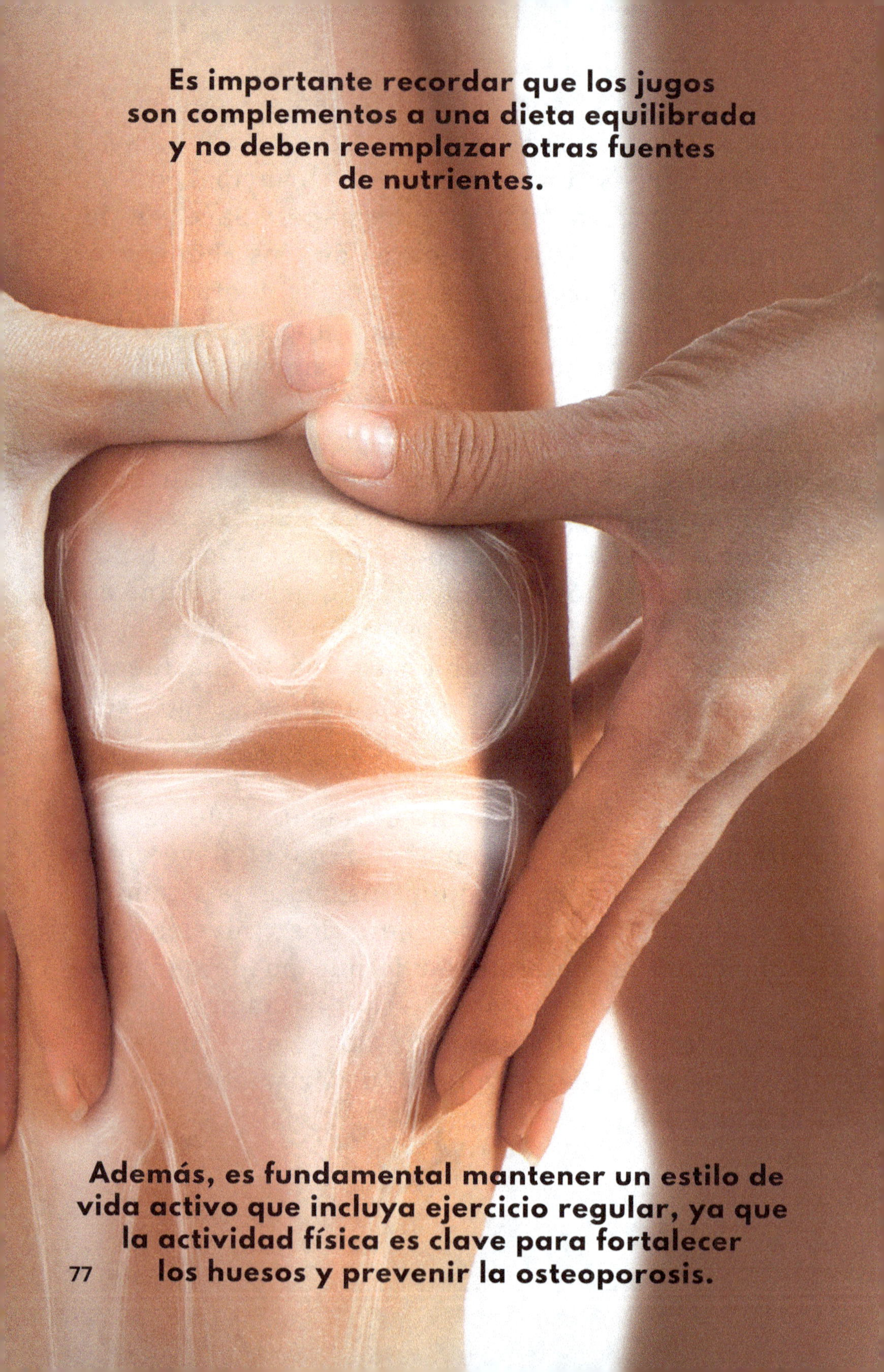

Además, es fundamental mantener un estilo de
vida activo que incluya ejercicio regular, ya que
la actividad física es clave para fortalecer
los huesos y prevenir la osteoporosis.

Las terapias alternativas pueden ser utilizadas junto con la medicina convencional, siempre y cuando se realice con la supervisión y aprobación de un profesional de la salud.

Es importante tener en cuenta que algunas terapias alternativas pueden tener efectos secundarios o interferir con ciertos tratamientos médicos, por lo que es necesario informar a su médico sobre cualquier terapia complementaria que esté utilizando.

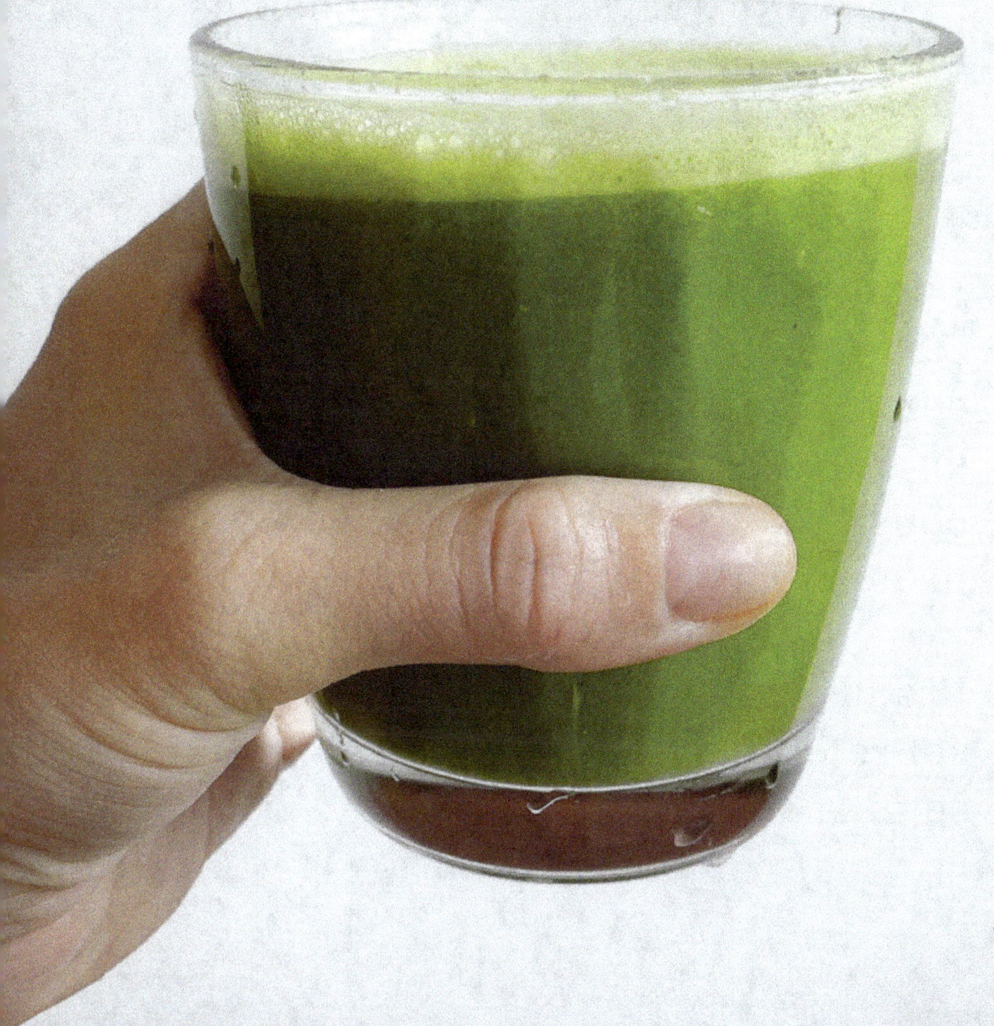

NOTA IMPORTANTE

Si eres alérgico a algún componente
no consuma los ingredientes.
Consultar al médico si tienes alguna
reacción alérgica, informar que está
usando algún ingrediente o hierba
medicinal.

Evite su preparación en utensilios
de aluminio.

Recomendaciones.

Recuerden, ante todo, que esta
información ha de considerarse
complementaria. Esta información
en ningún momento sustituye la
consulta o diagnóstico de un
profesional médico o farmacéutico.

Preguntarle al médico si tiene dudas
sobre el programa o tratamiento a
seguir.

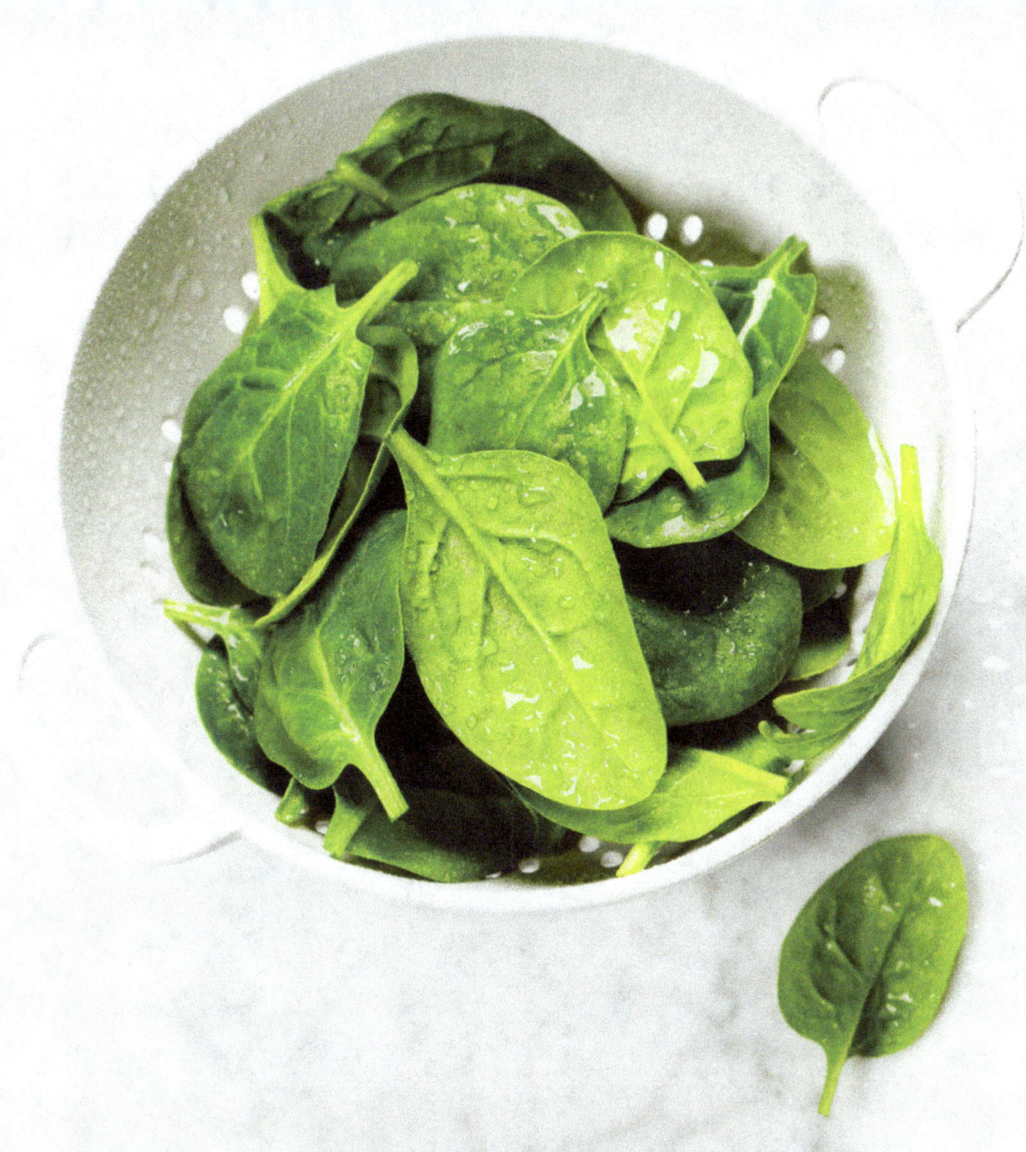

Sígueme
en mis redes sociales
para ver más contenido.

Gracias.

Este libro lo puedes compartir
con todas las personas que quieran
tomar la mejor decisión
de empezar un estilo
de vida más saludable.

CON MUCHO CARIÑO

Marcela Ríos Salud Natural

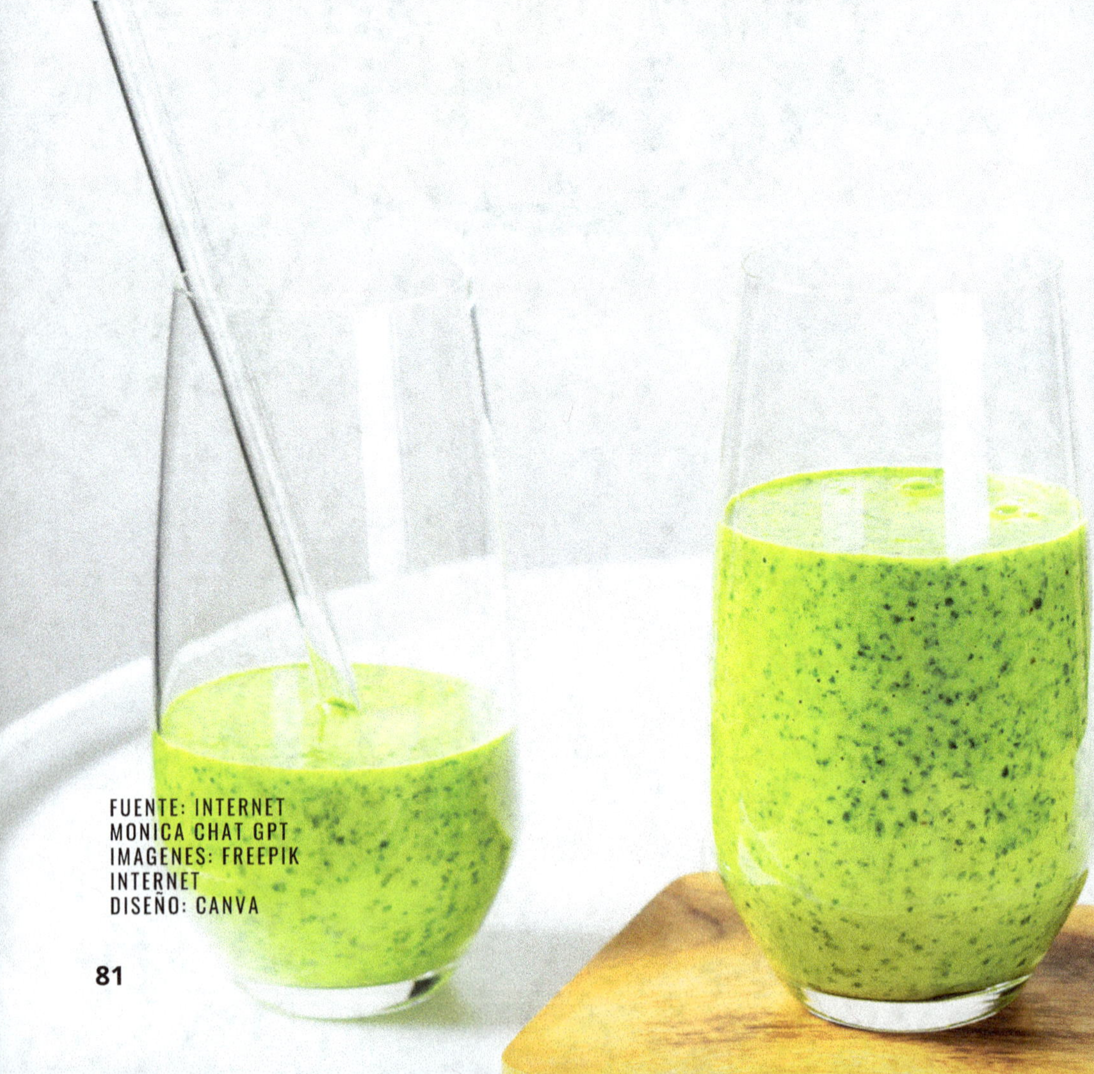

CURSOS Y LIBROS DIGITALES MARCELA RÍOS SALUD NATURAL

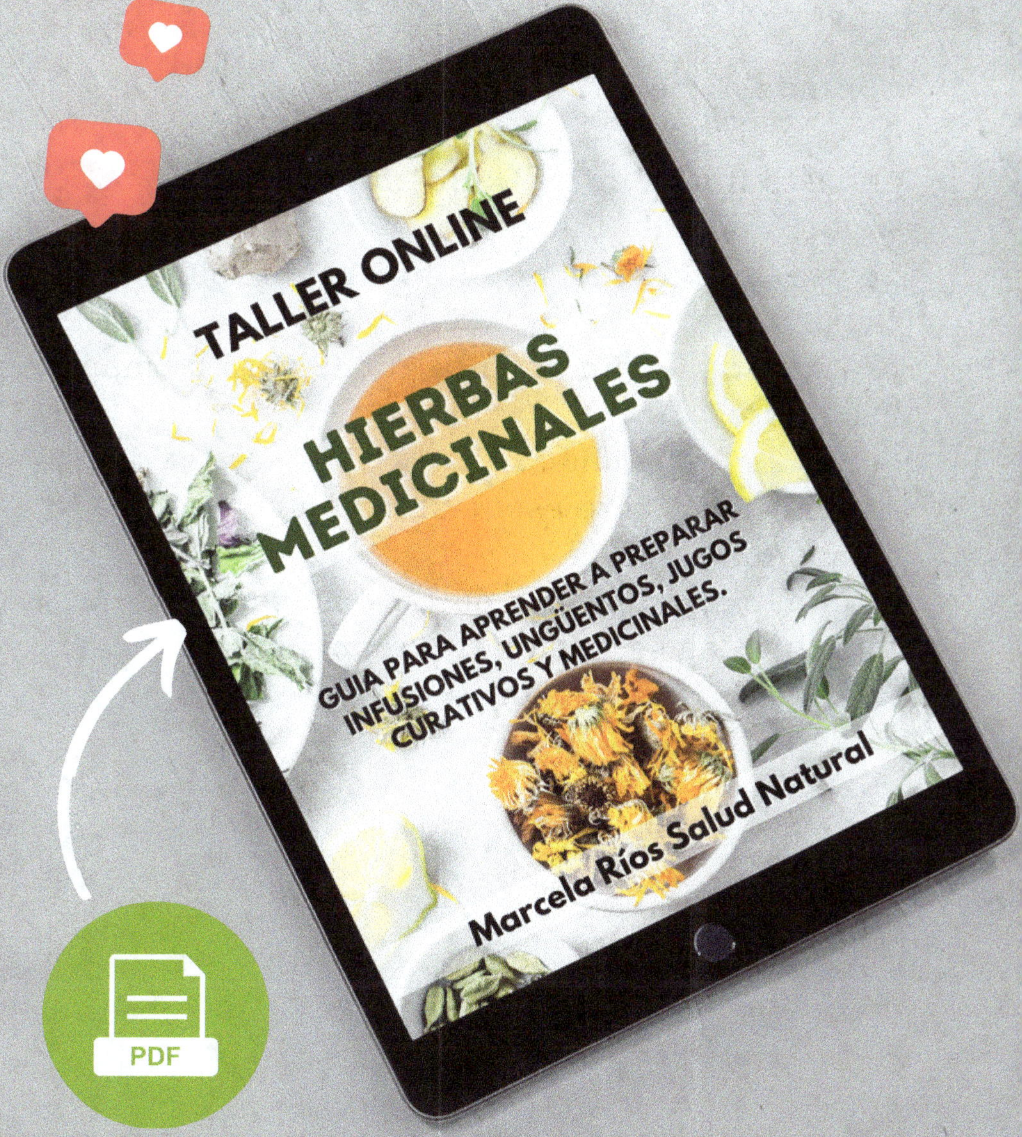

Aprende a preparar ungüento de Eucalipto con ingredientes naturales.

Aprende a preparar ungüento
de Eucalipto con ingredientes naturales.
eBook o libro digital Ungüento y
vaporización de Eucalipto.
Se usa para aliviar los síntomas del reuma o
reumatismo
y la artritis, es una planta eficaz para calmar
los dolores
en las articulaciones.
Además, su aceite esencial cuyo principal
componente
es el eucaliptol, es un potente mucolítico que
fluidifica las secreciones pulmonares
y favorece la expulsión.

Libros digitales

Aprende a preparar ungüento de Eucalipto con ingredientes naturales.

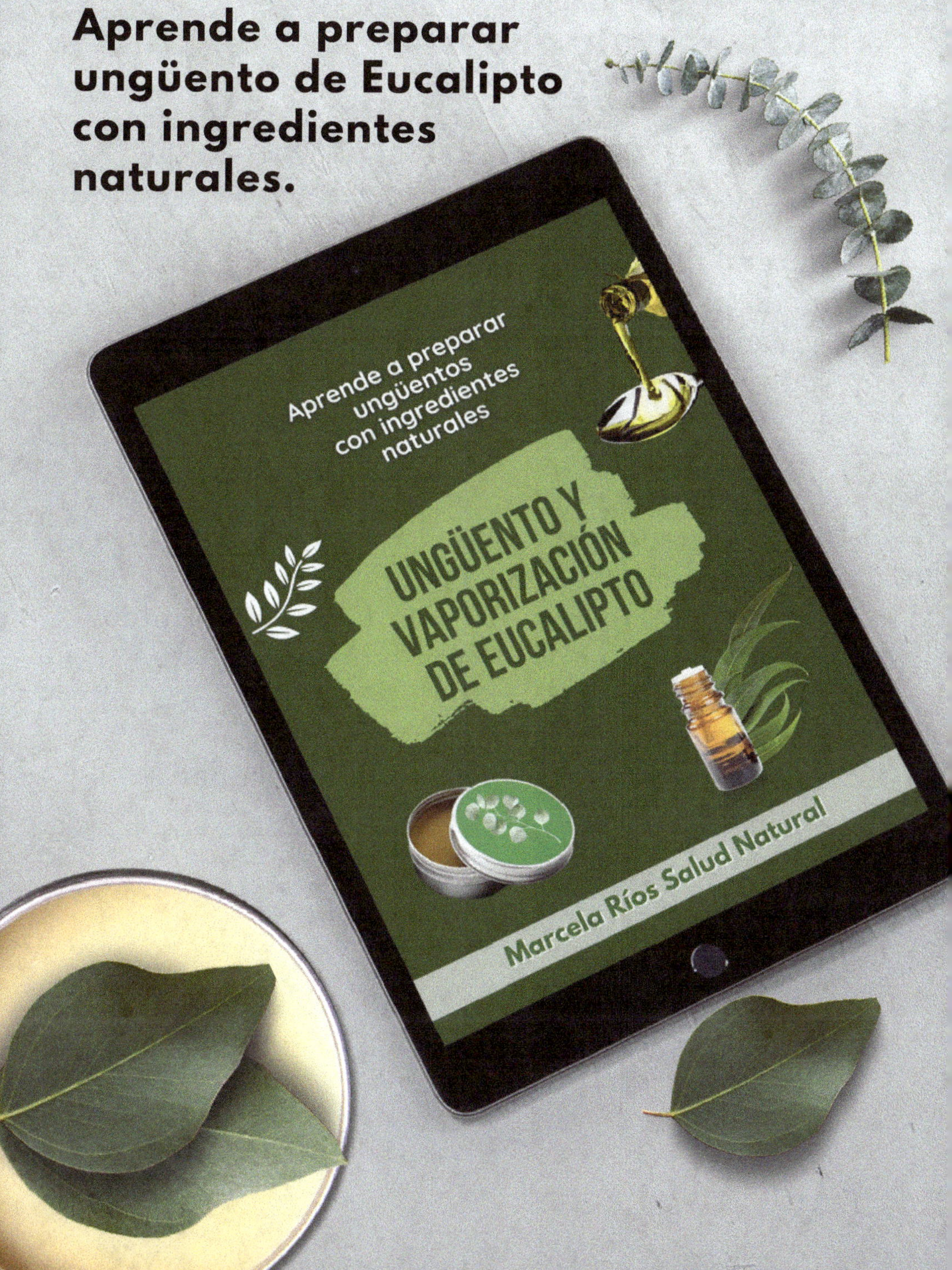

Aloe vera planta milagrosa. Propiedades y beneficios medicinales.

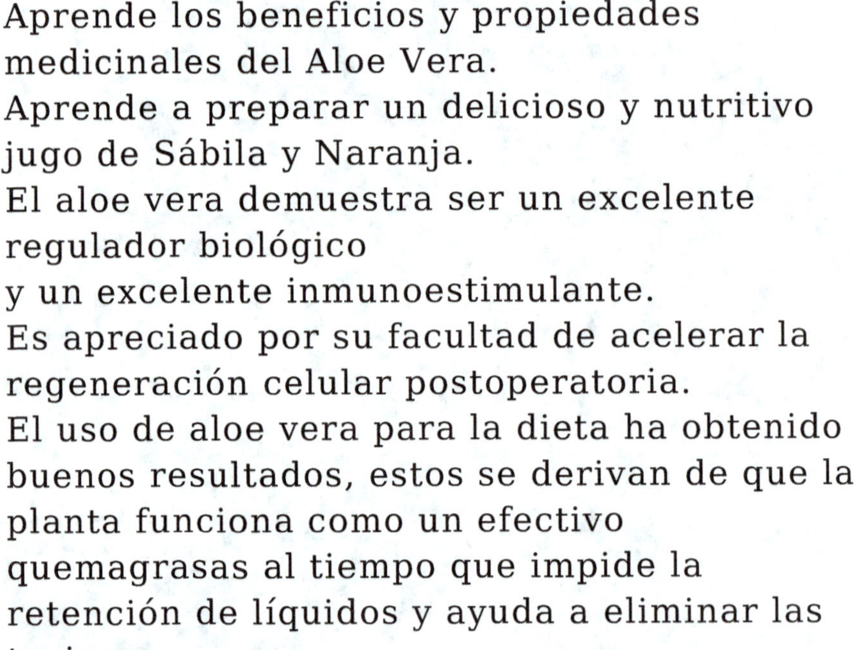

Aprende los beneficios y propiedades medicinales del Aloe Vera.
Aprende a preparar un delicioso y nutritivo jugo de Sábila y Naranja.
El aloe vera demuestra ser un excelente regulador biológico
y un excelente inmunoestimulante.
Es apreciado por su facultad de acelerar la regeneración celular postoperatoria.
El uso de aloe vera para la dieta ha obtenido buenos resultados, estos se derivan de que la planta funciona como un efectivo quemagrasas al tiempo que impide la retención de líquidos y ayuda a eliminar las toxinas.

Libros digitales

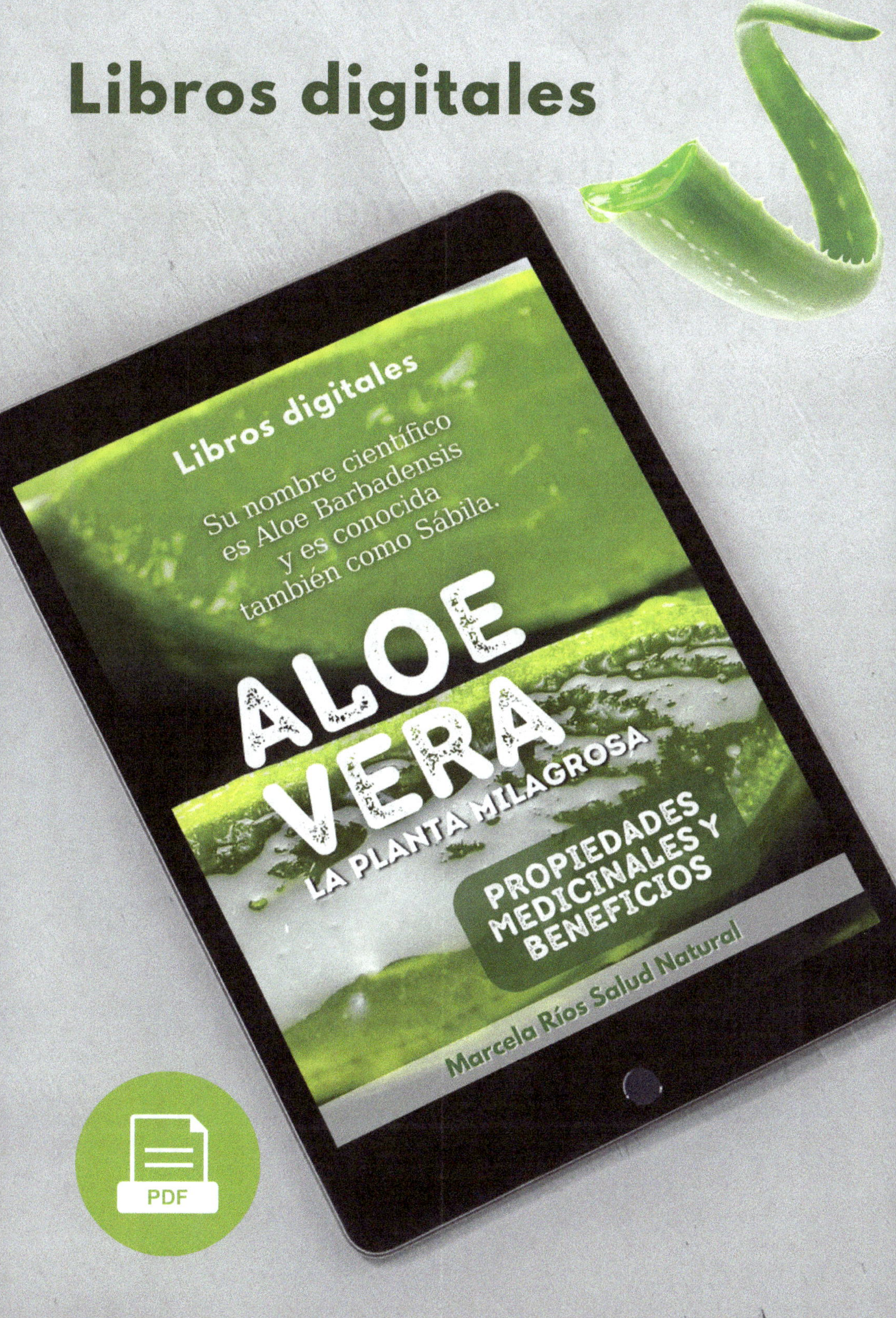

Libros digitales

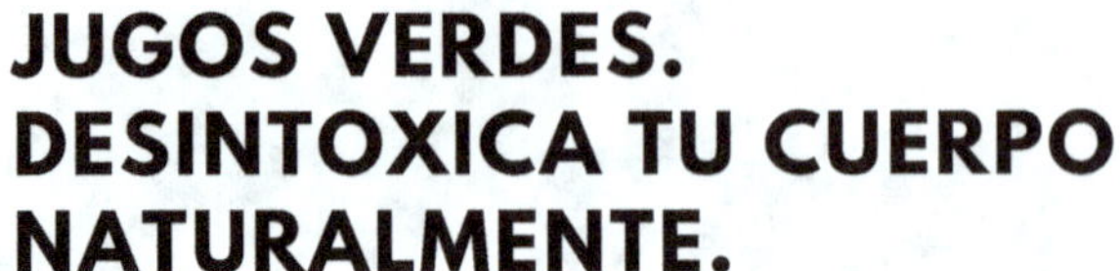

JUGOS VERDES. DESINTOXICA TU CUERPO NATURALMENTE.

A la hora de buscar opciones para desintoxicar y limpiar el organismo, no hay nada mejor que los jugos verdes.

Estos también permiten obtener vitaminas y minerales, gracias a las propiedades nutritivas de las frutas y vegetales verdes.

Los jugos verdes son una buena herramienta para mejorar la salud.

El contenido del ebook:
Beneficios de los jugos verdes.
El efecto desintoxicante de la clorofila.
Perfil nutricional.
Recomendaciones a seguir.

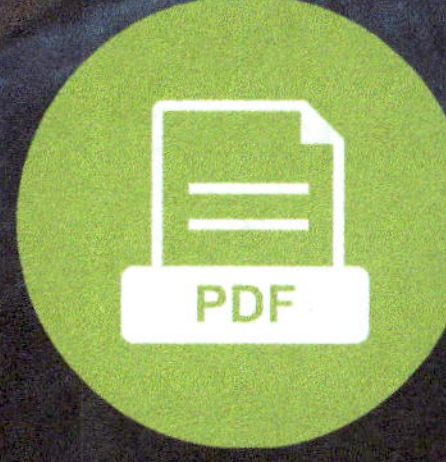

CURSOS Y LIBROS DIGITALES

RUDA
Mágica y ancestral. Planta medicinal para la salud del cuerpo y del alma.

Esta planta aromática usada desde la antigüedad, originaria del Sur de Europa, Mediterráneo y Asia, es muy empleada en la cocina y en la medicina.

Se usan sus hojas frescas para acelerar la cicatrización de las heridas.

Es una planta apreciada desde la antigüedad por su valor terapéutico y espiritual.

Sus hojas son usadas en infusiones que aportan vitamina C, sin embargo, se recomienda en pequeñas cantidades debido a su toxicidad.

Libros digitales

Propiedades Emenagoga,
antiespasmódicas,
relajantes y digestivas

Ruda graveolens

Ruda

Mágica y ancestral

Planta medicinal para la salud
del cuerpo y del alma

Marcela Ríos Salud Natural

Romero.
Poderoso antioxidante y antiinflamatorio natural

Una planta con acción medicinal que posee un elevado contenido en sustancias o principios activos,que permiten su utilización con fines terapéuticos esencias aromáticas y gastronómicas.

Es una planta muy versátil, que favorece la recuperación de las enfermedades respiratorias y digestivas, teniendo propiedades antioxidantes muy beneficiosas además de ser utilizado en la preparación de comidas.

Se dice que el aroma de romero puede mejorar la concentración.

Salvia rosmarinus
Rosmarinus officinalis

ROMERO

ESTA PLANTA
POSEE UN
ALTÍSIMO
POTENCIAL
CURATIVO

ES CONSIDERADO
UN PODEROSO
ANTIOXIDANTE
Y ANTIINFLAMATORIO
NATURAL

Marcela Ríos Salud Natural

JUGOS VERDES.
Estilo de vida saludable

El ingrediente principal de los jugos verdes es la clorofila, contenida en las verduras verdes. Aporta maravillosos beneficios nutricionales y desintoxicantes.

La clorofila presente en las hortalizas verdes las dota de vitaminas, minerales y fibra, que tienen efectos positivos en la digestión, el sistema inmunológico, cardiovascular e incluso según estudios recientes han demostrado que previene muchas enfermedades pues limpia el organismo, por su efecto depurativo y concentración nutritiva.

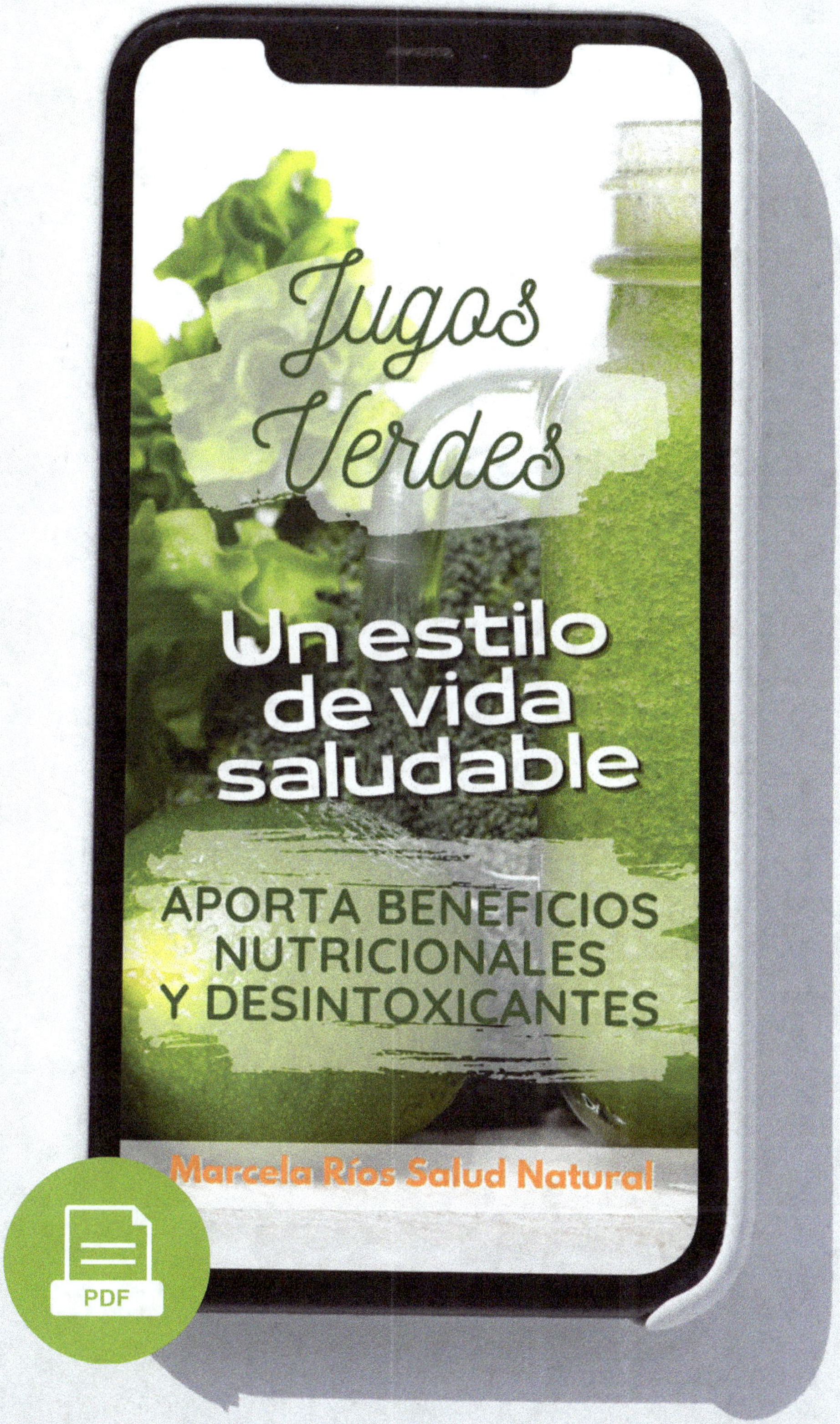

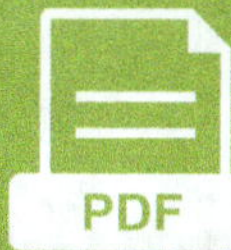

Jugos
Verdes

Un estilo
de vida
saludable

APORTA BENEFICIOS
NUTRICIONALES
Y DESINTOXICANTES

Marcela Ríos Salud Natural

PDF

Libros digitales

Fortalece tu sistema inmunológico
con remedios naturales.

APRENDE A PREPARAR INFUSIONES, UNGüENTOS Y JARABES CON INGREDIENTES NATURALES.

Cómo fortalecer el sistema inmunológico con remedios naturales.
Te enseñaré a preparar recetas súper sencillas.
Para preparar infusiones, ungüentos especialmente para aliviar dolor muscular y articular. Además jarabes 100 % naturales para la tos y aliviar dolor de garganta.
Remedios naturales con plantas medicinales.
Plantas medicinales y curativas:
Orégano, Eucalipto, Manzanilla, Caléndula.

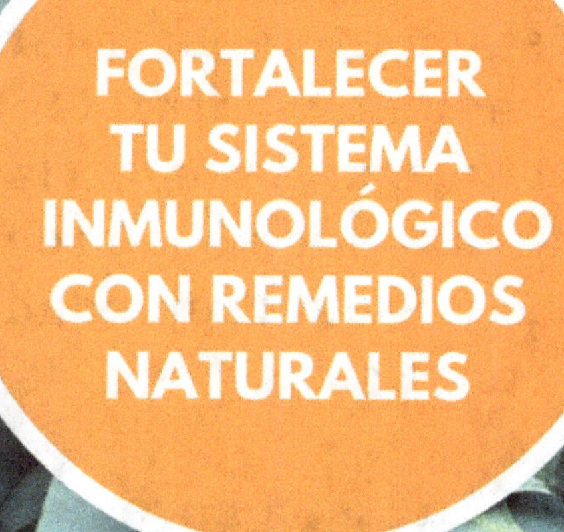

Para ver más contenido
Adquiere el Libro Digital.
Aprovecha esta oportunidad.
Pagos con tarjeta
de Credito, Paypal, Efecty,
Cuenta Hotmart.

PROTEGE TU CUERPO CON REMEDIOS NATURALES

La mezcla de cebolla, ajo, jengibre, miel y limón es tradición preparar jarabes para la tos con ingredientes naturales que se usaban en la preparación de las comidas, que las abuelas según sus creencias y experiencias poseen propiedades altamente beneficiosas para la salud.

En la actualidad se conoce como "superalimentos" por su poder curativo, antioxidante y estimulante del sistema inmunológico.

Remedios naturales que contribuyen a la prevención, al alivio de una molestia, y al tratamiento de enfermedades leves tratadas en casa

Adquiere el Libro Digital,
Pasta blanda o libro de bolsillo.
Escribeme para enviar el link
de Compra de Amazon.
Aprovecha esta oportunidad.
Pagos con tarjeta de Credito.

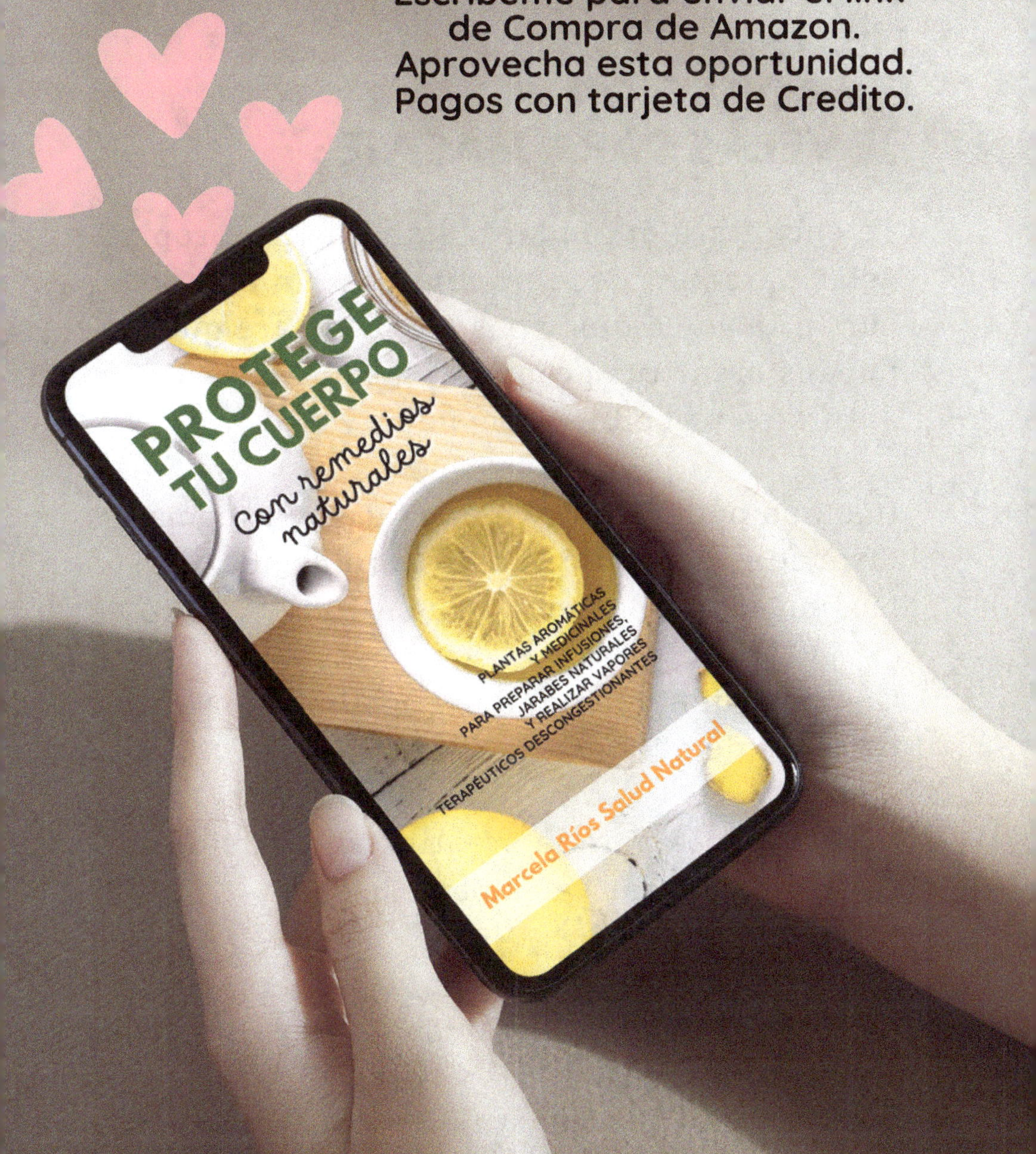

Amazon Kindle

LIBRO ELABORACIÓN DE VELAS PARA MASAJES

Te encantará aprender a elaborar tus propias velas para masajes terapéuticos. En este curso, te voy a guiar paso a paso para que puedas crear tus propias velas con ceras naturales y aceites esenciales.

Imagina poder crear velas únicas y especiales, diseñadas específicamente para brindar un momento de relajación y bienestar.

Con un toque personal y la combinación perfecta de aceites esenciales.

No hay límite para la creatividad cuando se trata de elaborar velas para masajes terapéuticos.

¡Anímate y disfruta de todos los beneficios de las velas para masajes!

Adquiere el Libro Digital,
Pasta blanda o libro de bolsillo.
Pasta Dura.
Escribeme para enviar
el link de Compra
de Amazon.
Aprovecha esta oportunidad.
Pagos con tarjeta
de Credito.

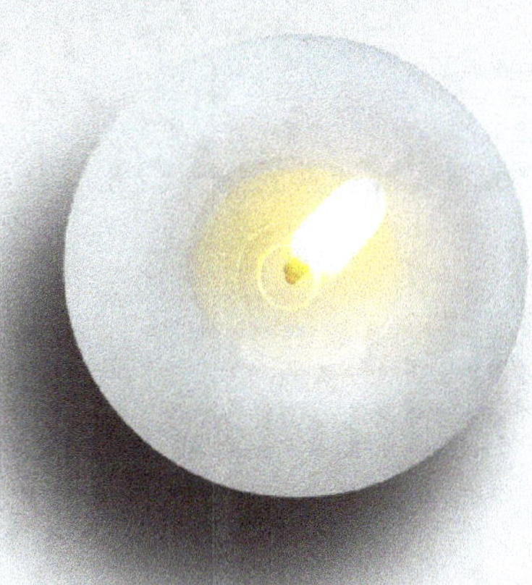

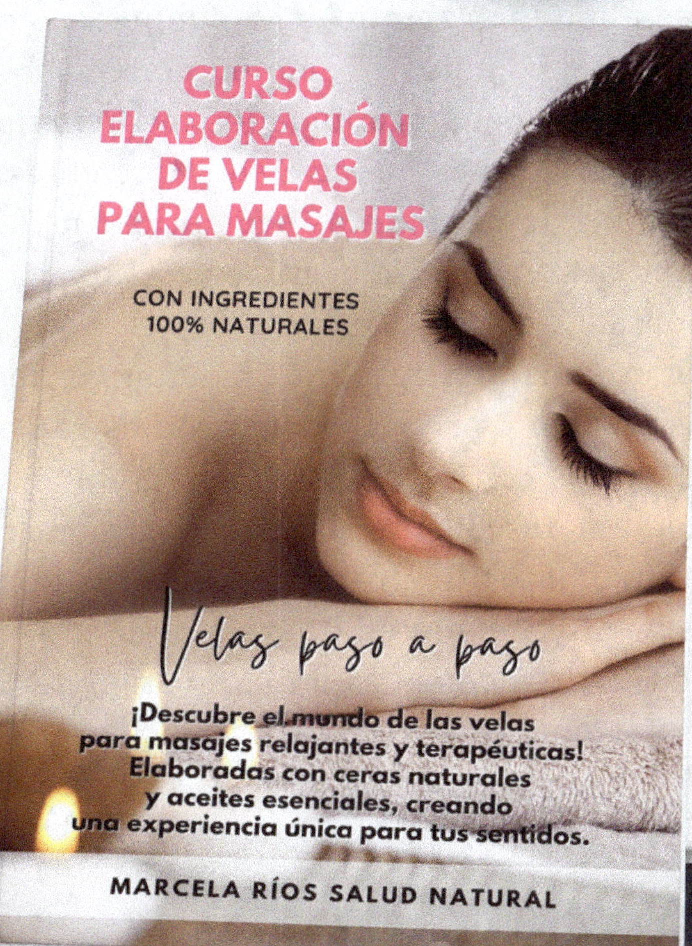

REMEDIOS NATURALES CON PLANTAS AROMÁTICAS Y MEDICINALES

Las plantas aromáticas son deliciosas en nuestras comidas y también podemos aprovechar sus propiedades medicinales que pueden mejorar nuestra salud y bienestar. Algunas de las plantas aromáticas más populares incluyen el romero, el tomillo y la menta.

Esperamos que esta información les sea útil y los inspiré a preparar sus propios remedios naturales con plantas aromáticas y medicinales. Recuerda consultar con tu médico antes de preparar un remedio natural. Esta información en ningún momento sustituye la consulta o diagnóstico de un profesional médico o farmacéutico.

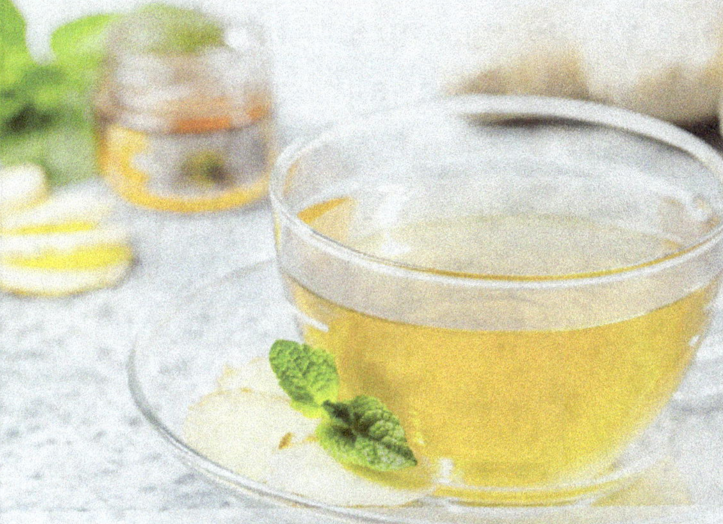

REMEDIOS CASEROS
Plantas Aromáticas y Medicinales
MARCELA RÍOS SALUD NATURAL
available at
amazon

Adquiere el Libro Digital,
Pasta blanda o libro de bolsillo.
Escribeme para enviar el link de Compra de Amazon.
Aprovecha esta oportunidad.
Pagos con tarjeta de Credito.

available at
amazon

Curso Elaboración de Velas Artesanales y aromáticas

Si estás interesado en aprender sobre la elaboración de velas de soja aromáticas, estás en el lugar indicado.

La creación de velas artesanales es un proceso muy gratificante y relajante, y no se requiere experiencia previa para comenzar. Imagina poder personalizar el aroma de tus velas según tus propias preferencias.

Con la elección de aceites esenciales, puedes crear combinaciones únicas que se ajusten perfectamente a tus gustos y necesidades.

Desde aromas frescos y cítricos hasta fragancias cálidas y reconfortantes, las posibilidades son infinitas.

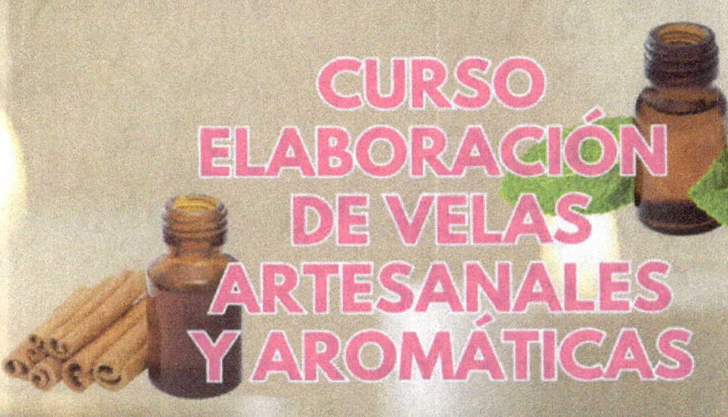

CURSO
ELABORACIÓN
DE VELAS
ARTESANALES
Y AROMÁTICAS

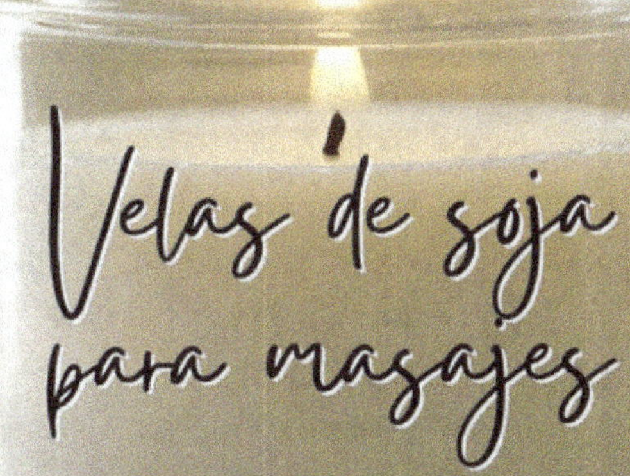

Velas de soja
para masajes
MARCELA RÍOS SALUD NATURAL

available at
amazon

POSTRES Y JUGOS SALUDABLES PARA PREVENIR LA OSTEOPOROSIS

¿Estás buscando una forma deliciosa de cuidar tus huesos y prevenir la osteoporosis? Te invito a descubrir este maravilloso libro de postres y jugos para prevenir la osteoporosis.

En este libro, encontrarás una amplia variedad de recetas fáciles, sencillas y, sobre todo, deliciosas que te ayudarán a mantener la salud ósea a través de una alimentación balanceada y nutritiva. Nuestras recetas están diseñadas para ser accesibles y prácticas, con instrucciones claras y pasos sencillos que te permitirán preparar deliciosos postres y jugos sin complicaciones.
Desde batidos refrescantes hasta postres horneados, cada receta ha sido cuidadosamente seleccionada
para ofrecerte opciones variadas
que se adapten a diferentes gustos y preferencias

Libros digitales

**POSTRES Y JUGOS SALUDABLES
PARA PREVENIR LA OSTEOPOROSIS**

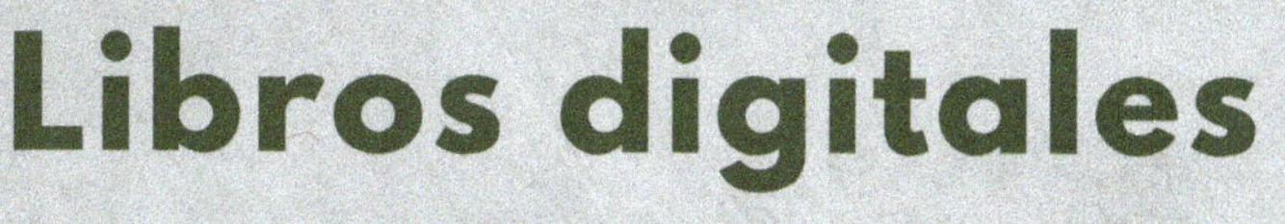

Recetas sencillas,
fáciles y deliciosas

POSTRES
Y JUGOS
SALUDABLES
Para Prevenir
la Osteoporosis

Marcela Ríos Salud Natural

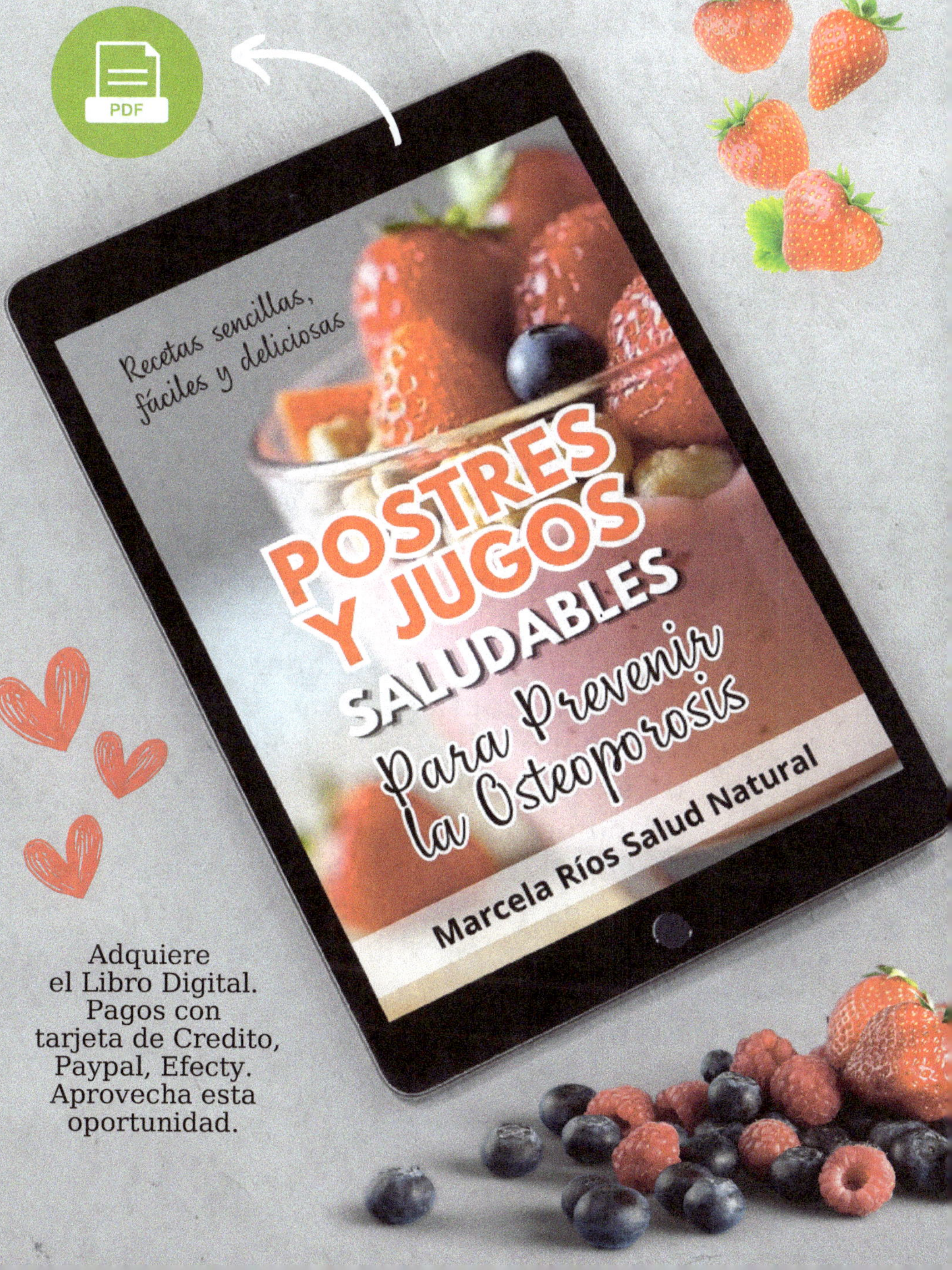

Adquiere
el Libro Digital.
Pagos con
tarjeta de Credito,
Paypal, Efecty.
Aprovecha esta
oportunidad.

POSTRES Y JUGOS SALUDABLES PARA PREVENIR LA OSTEOPOROSIS

¿Estás buscando una forma deliciosa de cuidar tus huesos y prevenir la osteoporosis? Te invito a descubrir este maravilloso libro de postres y jugos para prevenir la osteoporosis.

En este libro, encontrarás una amplia variedad de recetas fáciles, sencillas y, sobre todo, deliciosas que te ayudarán a mantener la salud ósea a través de una alimentación balanceada y nutritiva.

Nuestras recetas están diseñadas para ser accesibles y prácticas, con instrucciones claras y pasos sencillos que te permitirán preparar deliciosos postres y jugos sin complicaciones.
Desde batidos refrescantes hasta postres horneados, cada receta ha sido cuidadosamente seleccionada para ofrecerte opciones variadas que se adapten a diferentes gustos y preferencias

Adquiere el Libro Pasta blanda o libro de bolsillo.

Escribeme para enviar el link de Amazon.

Aprovecha esta oportunidad.
Pagos con tarjeta de Credito.

Recetas sencillas, fáciles y deliciosas

POSTRES Y JUGOS
SALUDABLES
Para Prevenir la Osteoporosis

Marcela Ríos Salud Natural

available at
amazon

LIBRO
BOTIQUÍN HERBAL EN CASA

El libro Botiquín Herbal en Casa, es una guía que te enseñará a preparar shampoo y jabones con ingredientes naturales, así como a aprovechar las propiedades y beneficios de las plantas medicinales.

Aprenderás a preparar un shampoo herbal diseñado para fortalecer el crecimiento del cabello y prevenir su caída.
¡Imagina lucir un cabello saludable
con ingredientes naturales!

Además, podrás elaborar tus propios jabones herbales con propiedades hidratantes y humectantes, que cuidarán y protegerán tu piel de forma natural. Y para consentirte aún más, aprenderás a hacer tu propia mantequilla corporal con aceites que ofrecen múltiples beneficios para la salud de tu piel.

Espero que disfrutes de la lectura y te animes a probar estas maravillosas recetas que Botiquín Herbal en Casa tiene para ti.

Adquiere el Libro pasta dura, pasta blanda
o libro de bolsillo.
Escribeme para enviar el link de Amazon.
Aprovecha esta oportunidad.
Pagos con tarjeta de Credito.

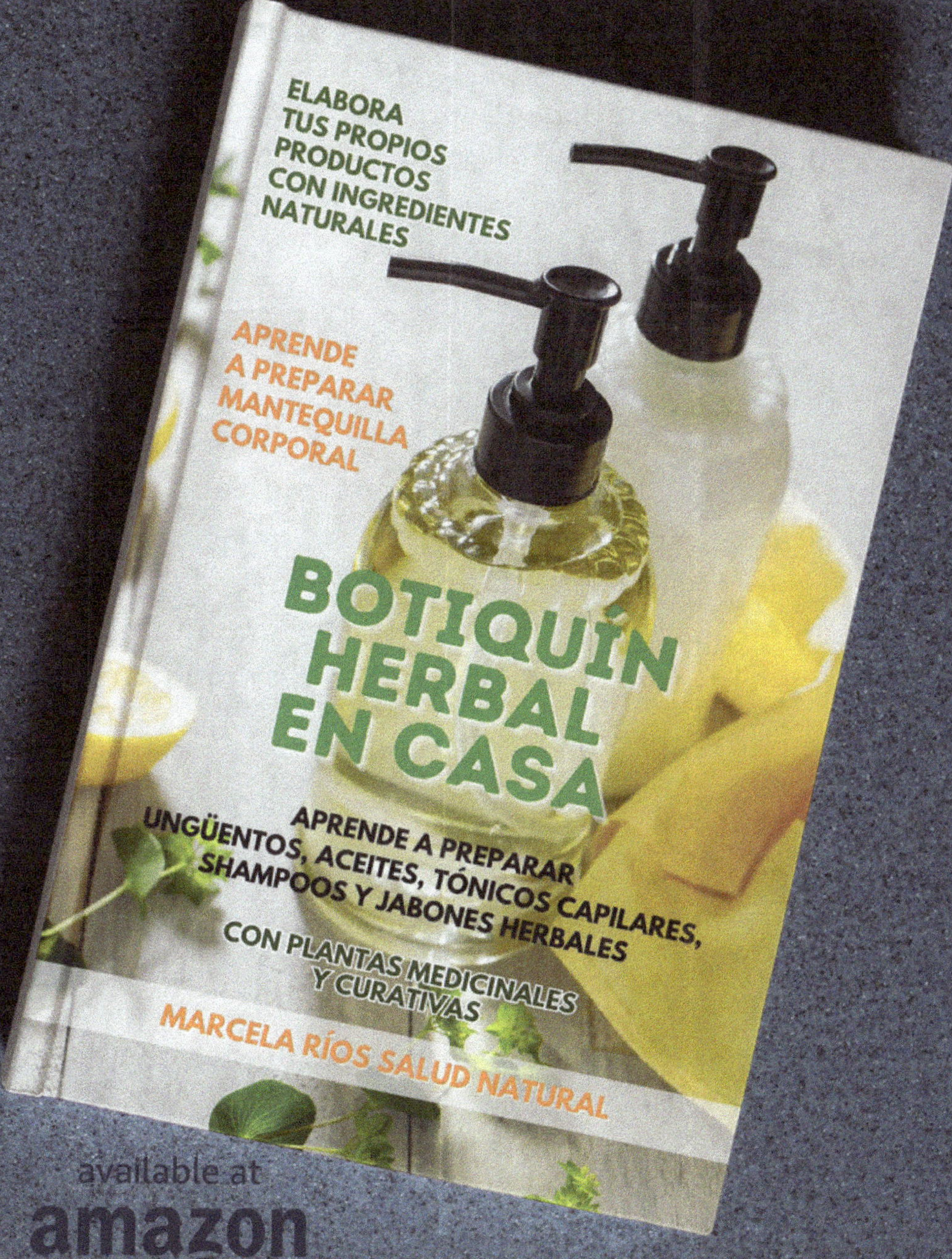

available at
amazon

Libros digitales

SALUD NATURAL
Remedios naturales para preparar en casa con plantas medicinales

Te invito a descubrir el maravilloso mundo de las plantas medicinales a través de nuestro nuevo ebook. Exploraremos las múltiples bondades que estas plantas ofrecen para mejorar tu bienestar.

Desde la equinácea hasta la manzanilla, pasando por el ajo y el jengibre, conocerás en detalle las propiedades curativas de cada una de estas plantas.

Aprenderás a preparar infusiones, ungüentos y jugos curativos que te ayudarán a cuidar tu salud de una manera natural y efectiva.

Aprovecha esta maravillosa oportunidad de sumergirte en las páginas de este ebook que te guiará hacia una vida más sana.

Te aseguro que encontrarás información valiosa que te guiará hacia un estilo de vida más saludable.

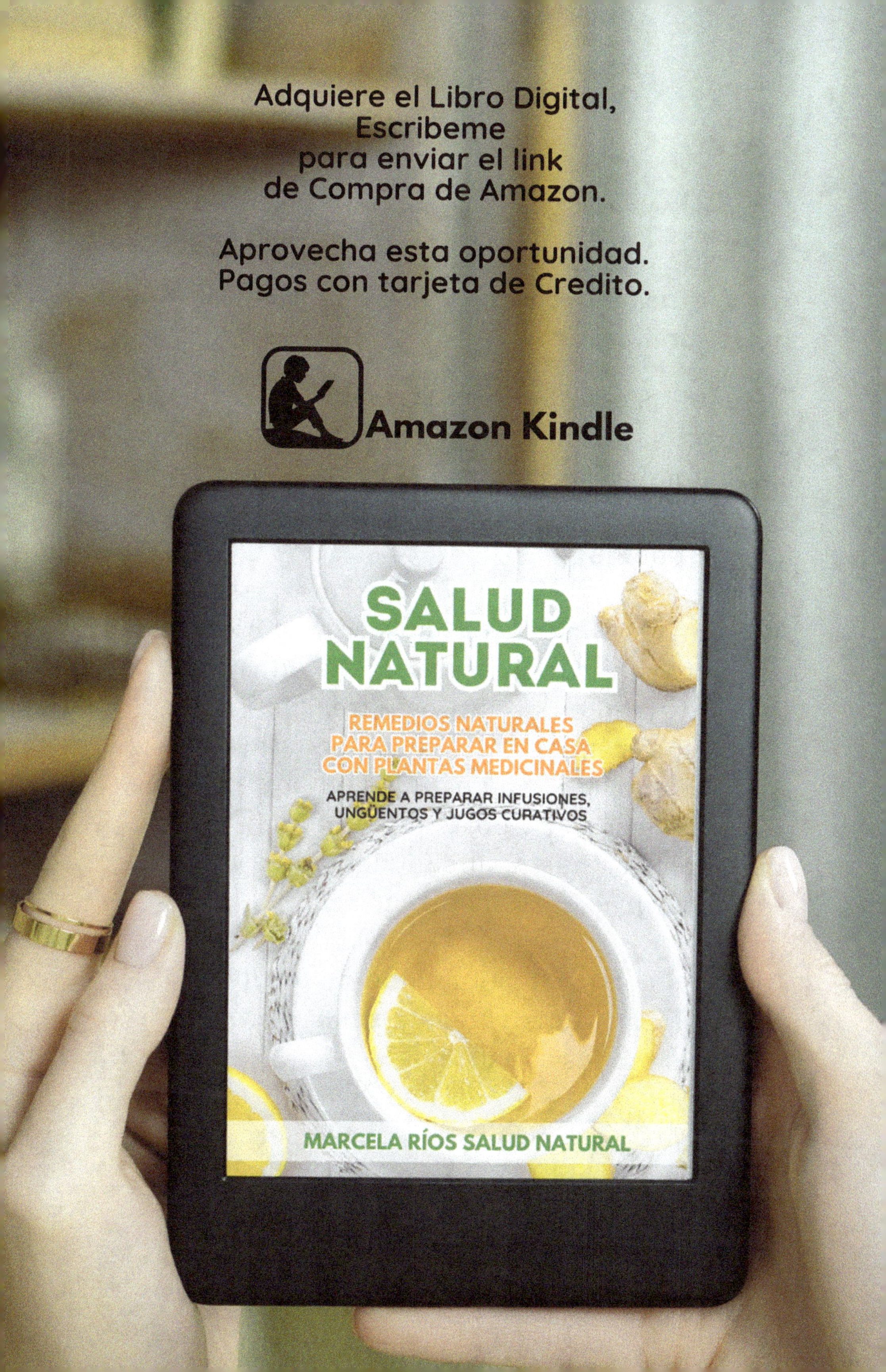

Adquiere el Libro Digital,
Escribeme
para enviar el link
de Compra de Amazon.

Aprovecha esta oportunidad.
Pagos con tarjeta de Credito.

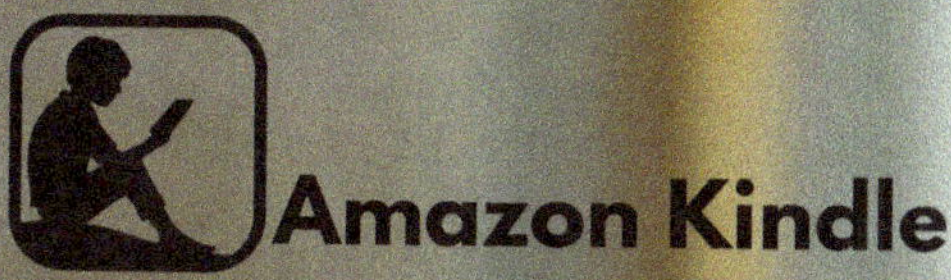

Amazon Kindle

SALUD
NATURAL

REMEDIOS NATURALES
PARA PREPARAR EN CASA
CON PLANTAS MEDICINALES

APRENDE A PREPARAR INFUSIONES,
UNGÜENTOS Y JUGOS CURATIVOS

MARCELA RÍOS SALUD NATURAL

HELADOS ARTESANALES

Aprende a preparar helados artesanales con frutas, probióticos y suplementos nutricionales

En este libro de helados artesanales con frutas, probióticos y suplementos nutricionales, te guiaré paso a paso para que puedas preparar tus propios helados de forma fácil y sencilla.

Descubrirás recetas deliciosas y creativas que te permitirán disfrutar de helados caseros con ingredientes naturales y frescos. Además, aprenderás sobre los beneficios para la salud y el bienestar que aportan estos helados, desde su aporte de vitaminas y antioxidantes hasta su contribución a la salud digestiva gracias a los probióticos.

Te invito a explorar el mundo de los helados artesanales y a disfrutar de sus sabores mientras cuidas tu cuerpo.

¡Prepárate para sorprender a tus seres queridos con helados saludables y deliciosos!

CURSO ONLINE

HELADOS MEDICINALES

HELADOS ARTESANALES

APRENDE A PREPARAR DELICIOSOS HELADOS CON FRUTAS, PROBIÓTICOS Y SUPLEMENTOS NUTRICIONALES

MARCELA RÍOS SALUD NATURAL

PLANTAS Y HIERBAS MÁGICAS Y SU SIGNIFICADO ESOTÉRICO

¡Bienvenidos al maravilloso mundo de las hierbas mágicas y sus significados esotéricos!

En este libro, exploraremos las propiedades místicas y simbólicas de una amplia variedad de hierbas, desde el romero, la menta y el sándalo. Además, exploraremos las formas en que puedes incorporar estas hierbas mágicas en tu vida diaria, ya sea a través de infusiones, baños, quemadores de incienso o incluso como amuletos. Aprenderás a crear tus propias mezclas mágicas y a utilizarlas en tus prácticas esotéricas personales.

¡Prepárate para embarcarte en un viaje mágico a través del reino de las hierbas y sus significados esotéricos!

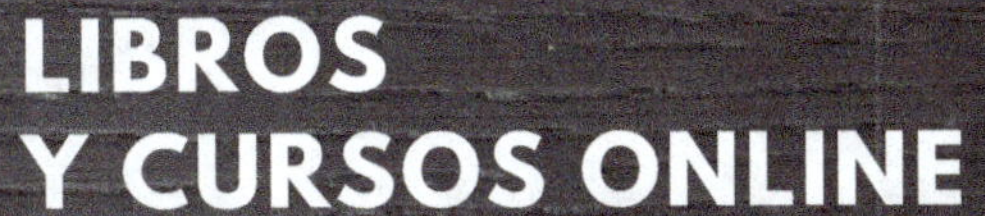

LIBROS
Y CURSOS ONLINE
PLANTAS Y
HIERBAS MÁGICAS
Y SU SIGNIFICADO ESOTÉRICO

PLANTAS Y
HIERBAS
MÁGICAS
Y SU SIGNIFICADO ESOTÉRICO
MARCELA RÍOS

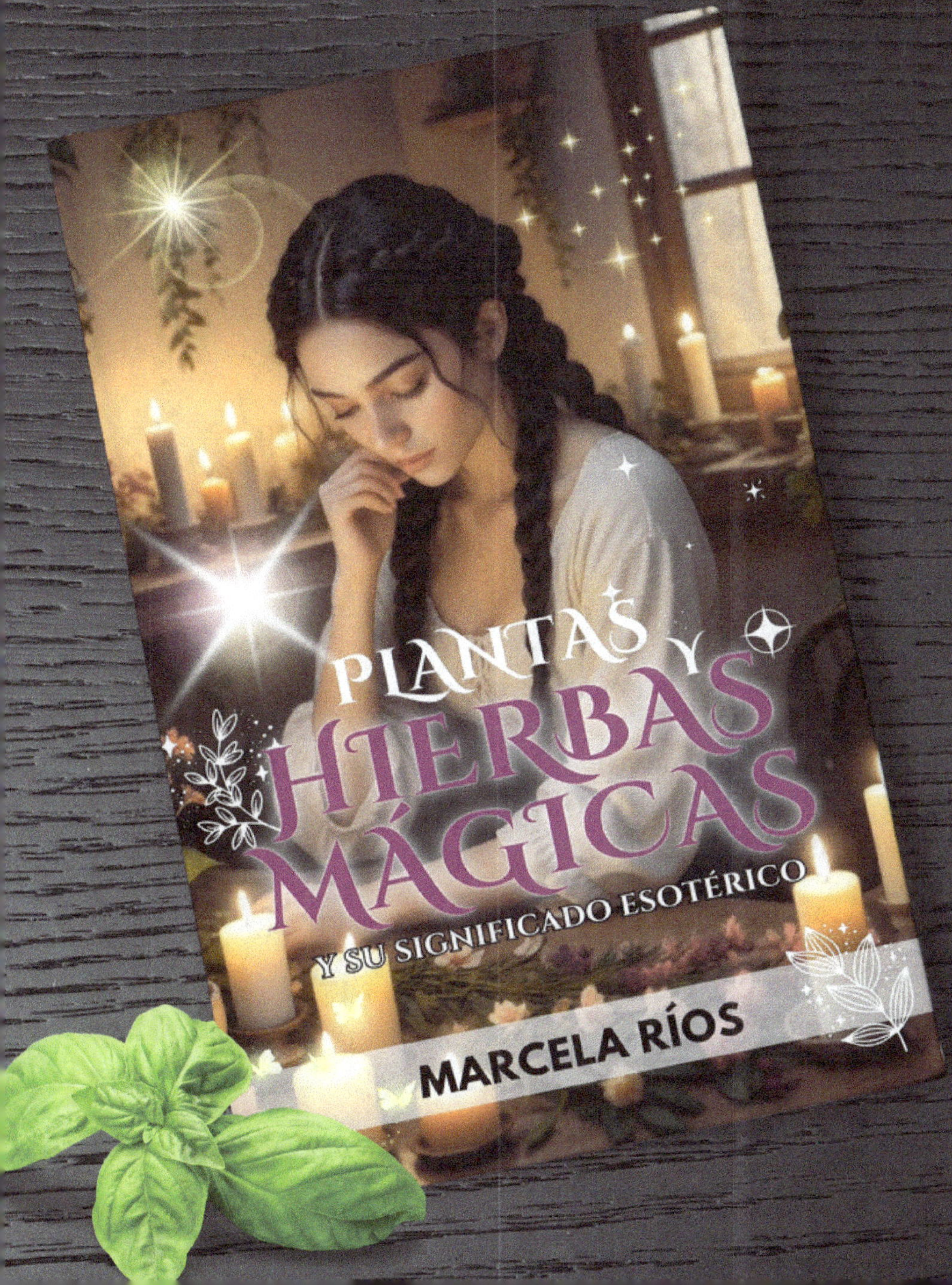

EL ARTE DE CREAR VELAS PARA MASAJES

**ELABORACIÓN PASO A PASO
VELAS DE CHOCOLATE
AROMA Y NUTRICIÓN PARA TU PIEL**

Sumérgete en un mundo de bienestar y serenidad con esta guía esencial sobre velas para masajes.

Descubre cómo la combinación de ceras naturales y aceites esenciales puede transformar tu rutina en una experiencia única de relajación profunda, conexión emocional y cuidado de la piel.

Incluye el paso a paso para crear velas de chocolate, ideales para nutrir la piel y deleitar los sentidos.

Aprende a dominar este arte y disfruta de momentos inolvidables llenos de vitalidad y armonía.

Tu guía esencial para transformar el masaje con velas en un arte lleno de vitalidad y serenidad.

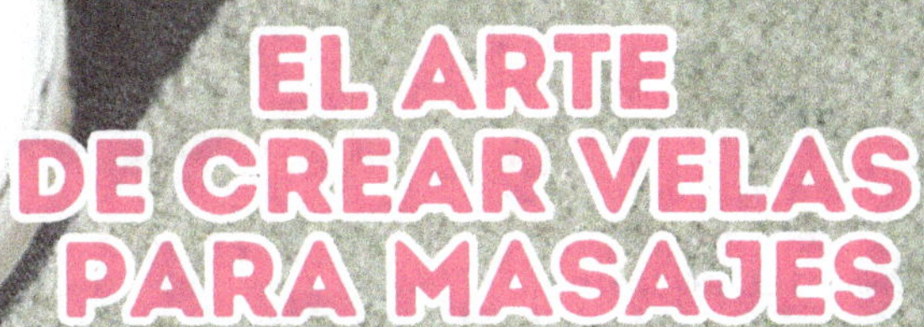

EL ARTE DE CREAR VELAS PARA MASAJES

ELABORACIÓN PASO A PASO

VELAS DE CHOCOLATE
AROMA Y NUTRICIÓN PARA TU PIEL

available at
amazon

LIBROS Y CURSOS
MARCELA RÍOS SALUD NATURAL

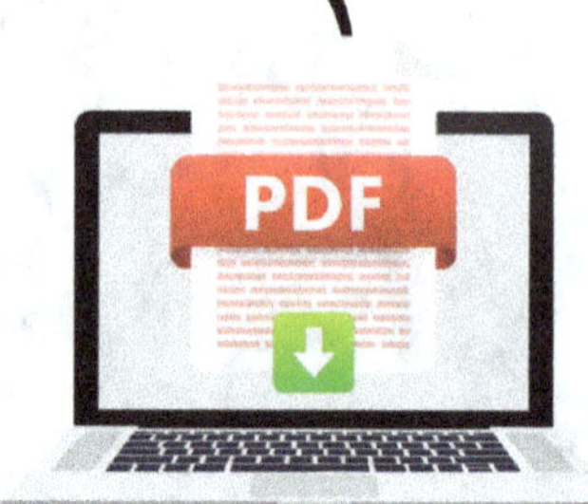

Sígueme en mis redes sociales
para ver más contenido.
Te Invito a seguir
Marcela Ríos Salud Natural
Cursos y talleres Facebook.
Libros digitales.

Temas
Vida Saludable.
Plantas medicinales y curativas. Infusiones,ungüentos, jarabes.
Alimentación Saludable. Recetas.
Cuidado facial. Mascarillas naturales. Cuidado del cabello.
Shampoo con ingredientes naturales. Cremas de nutrición capilar

CURSOS VIRTUALES
Elaboración de jabones, velas artesanales
y velas para masajes. Masajes relajantes

CURSOS Y TALLERES ONLINE GRATUITOS
El arte de sanación con las manos
CHI KUNG Técnicas de sanación
Elaboración de velas para masajes
Elaboración de Mantequilla Corporal
con ingredientes naturales

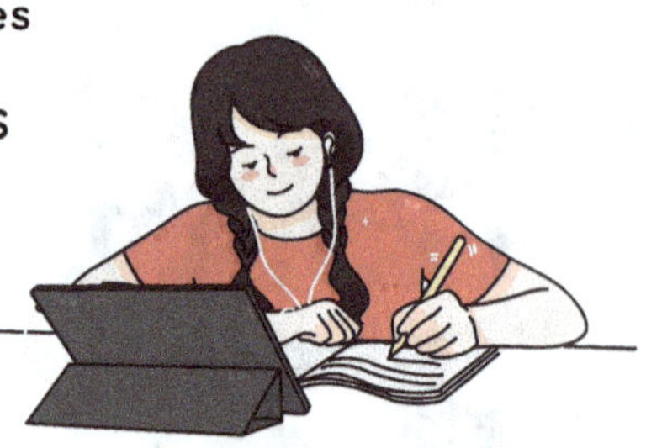

CURSOS Y TALLERES ONLINE CON VALOR
- DMT MOLÉCULA DE DIOS. TÉCNICAS DE RESPIRACIÓN
- JOYERÍA MÁGICA ANCESTRAL
- Taller Hierbas Medicinales
- Taller Botiquín Herbal en casa
- Masterclass DMT respiración y activación de la glándula pineal
- Masterclass Joyería mágica amuletos y talismanes
- Curso Hierbas Mágicas
- Curso desarrollo de la Clarividencia y la Visión remota
- Curso frecuencias de sanación y reparación del ADN
- Curso Shampoo esotérico con hierbas y esencias mágicas.
- Curso Helados Medicinales con plantas aromáticas y
  medicinales.
- Curso Licores Mágicos y Elixires Medicinales.
- Curso Energía y magia orgásmica para manifestar los sueños.
- Curso Salto cuántico a una realidad soñada.

MARCELA RÍOS SALUD NATURAL

SIGUE MIS REDES SOCIALES

 TALLERES Y CURSOS VIRTUALES

 amriosp

 @amriosp

 MARCELA RÍOS SALUD NATURAL

 @marcelaríossaludnatural

En mis Redes Sociales
Dale LIKE
Y COMPARTE

Puedes escribirme
a los siguientes correos:
amriosp@gmail.com
marcelariosnatural@gmail.com

GRACIAS

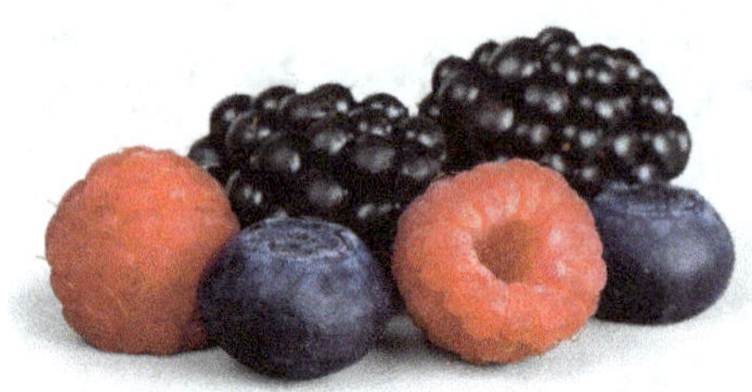

ESTE LIBRO LO PUEDES COMPARTIR
CON TODAS LAS PERSONAS
QUE QUIERAN TOMAR LA MEJOR
DECISIÓN DE EMPEZAR UN ESTILO
DE VIDA MÁS SALUDABLE

TE INVITAMOS A LEER, A COMPARTIR
ESTE LIBRO CON RESPONSABILIDAD
Y LO MÁS IMPORTANTE CONSULTAR
PRIMERO CON TU MÉDICO.

CON MUCHO CARIÑO

MARCELA RÍOS SALUD NATURAL

CARTAGENA COLOMBIA 2024

9 798322 640035